TÉCNICA DIETÉTICA
Pré-preparo e Preparo de Alimentos
MANUAL DE LABORATÓRIO

3ª edição

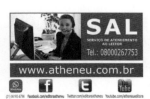

TÉCNICA DIETÉTICA
Pré-preparo e Preparo de Alimentos
MANUAL DE LABORATÓRIO

3ª edição

Organizadoras

Erika Barbosa Camargo
Raquel Braz Assunção Botelho
Renata Puppin Zandonadi

Revisão Técnica
Ivana Aragão Lira Vasconcelos
Rita Akutsu

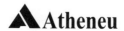

EDITORA ATHENEU

São Paulo — Rua Maria Paula, 123 - 18º andar
Tel.: (11) 2858-8750
E-mail: atheneu@atheneu.com.br

Rio de Janeiro — Rua Bambina, 74
Tel.: (21) 3094-1295
E-mail: atheneu@atheneu.com.br

CAPA: Paulo Verardo
PRODUÇÃO EDITORIAL/DIAGRAMAÇÃO: Fernando Palermo
REDIAGRAMAÇÃO (3ª edição): WM Design

CIP-BRASIL. CATALOGAÇÃO NA PUBLICAÇÃO
SINDICATO NACIONAL DOS EDITORES DE LIVROS, RJ

T253
3. ed.

Técnica dietética : pré-preparo e preparo de alimentos : manual de laboratório / organização Erika Barbosa Camargo, Raquel Braz Assunção Botelho, Renata Puppin Zandonadi. - 3. ed. - Rio de Janeiro : Atheneu, 2023.
: il. ; 21 cm.

Inclui bibliografia e índice
ISBN 978-65-5586-676-6

1. Saúde - Medicina. 2. Dietética. 3. Nutrição. I. Camargo, Erika Barbosa. II. Botelho, Raquel Braz Assunção. III. Zandonadi, Renata Puppin.

23-82427   CDD: 615.854
                 CDU: 615.874

Gabriela Faray Ferreira Lopes - Bibliotecária - CRB-7/6643

08/02/2023   13/02/2023

CAMARGO EB, BOTELHO RA, ZANDONADI RP.
Técnica Dietética - Pré-preparo e Preparo de Alimentos – Manual de Laboratório – 3ª Edição

© Direitos reservados à EDITORA ATHENEU – Rio de Janeiro, São Paulo, 2023.

Organizadoras

Erika Barbosa Camargo
Nutricionista pelo Departamento de Nutrição da Universidade de Brasília (UnB). Mestre em Ciências da Saúde pela UnB. Doutora em Medicina Interna e Terapêutica pela Universidade Federal de São Paulo (Unifesp).

Raquel Braz Assunção Botelho
Nutricionista. Mestre em Ciências de Alimentos pela Universidade Estadual de Campinas (Unicamp). Doutora em Ciências da Saúde pela Universidade de Brasília (UnB). Pós-doutorado no Hackensack Meridian Health, New Jersey, Estados Unidos. Professora Titular do Departamento de Nutrição da UnB.

Renata Puppin Zandonadi
Nutricionista. Mestre em Nutrição Humana pela Universidade de Brasília (UnB). Doutora em Ciências da Saúde pela UnB. Professora Associada do Departamento de Nutrição da UnB.

Revisão Técnica
Ivana Aragão Lira Vasconcelos
Nutricionista pela Universidade de Brasília (UnB). Nutricionista do Departamento de Nutrição da UnB, com atuação em atividades de apoio ao ensino relacionadas à saúde materno-infantil e à técnica dietética; gestão e organização de laboratório de ensino, pesquisa e extensão. Membro da Comissão Organizadora do projeto de extensão universitária "A conquista da alimentação saudável pelas crianças na cozinha" da Fundação Universidade de Brasília e do Projeto de Pesquisa de Pós-graduação com o tema de "Neofobia alimentar em crianças".

Rita Akutsu

Nutricionista pela Universidade Federal de Pernambuco (UFPE). Especialista em Administração. Mestre em Nutrição pela Universidade Federal da Bahia (UFBA). Doutora em Ciências da Saúde pela Universidade de Brasília (UnB). Professora da UnB.

Colaboradores

Bernardo Romão

Nutricionista pela Universidade de Brasília (UnB). Especialista em Nutrição Clínica e Esportiva pela Descomplica UniAmérica. Mestre em Nutrição Humana pela UnB. Doutor em Nutrição Humana pela UnB.

Ivana Aragão Lira Vasconcelos

Nutricionista pela Universidade de Brasília (UnB). Nutricionista do Departamento de Nutrição da UnB, com atuação em atividades de apoio ao ensino relacionadas à saúde materno-infantil e à técnica dietética; gestão e organização de laboratório de ensino, pesquisa e extensão. Membro da Comissão Organizadora do projeto de extensão universitária "A conquista da alimentação saudável pelas crianças na cozinha" da Fundação Universidade de Brasília e do Projeto de Pesquisa de Pós-graduação com o tema de "Neofobia alimentar em crianças".

Raquel Adjafre da Costa Matos

Nutricionista pela Universidade de Brasília (UnB). Pós-graduada em Clínica e Terapêutica Nutricional, em Nutrição nos Ciclos da Vida, em Gastronomia e Terapia Nutricional Pediátrica. Mestre pela UnB. Doutora pelo Programa de Pós-graduação em Nutrição Humana da UnB. Possui 11 anos de experiência como professora dos cursos superiores em Nutrição e em Gastronomia. É consultora em qualidade na produção de refeições.

Shila Minari Hargreaves

Nutricionista. Pós-graduada em Prescrição de Fitoterápicos e Suplementação Nutricional Clínica e Esportiva e em Nutrição Esportiva Funcional. Pós-graduanda em Educação Alimentar e Nutricional. Mestre em Nutrição Humana pela Universidade de Brasília (UnB). Doutora em Nutrição Humana pela UnB. Nutricionista e Sócia-proprietária da Viva – Clínica de Nutrição.

Dedicatória

Aos alunos e colegas nutricionistas,
esperamos que aproveitem o trabalho e
continuem a trabalhar pela Nutrição.

Agradecimentos

Ao Departamento de Nutrição da Universidade de Brasília, pelo apoio.

Aos professores da área de alimentos, pelo incentivo.

Aos alunos que contribuíram para as diversas modificações deste Manual.

À Faculdade de Ciências da Saúde, por disponibilizar a estrutura física e o suporte.

Prefácio à Primeira Edição

O alimento é o principal instrumento de trabalho do Nutricionista, tanto em suas ações preventivas, em que busca a melhoria da qualidade de vida, quanto no momento em que empreende todo o seu esforço para recuperar a saúde das pessoas.

Atuando no dia a dia desse vasto campo de trabalho, temos a árdua missão de traduzir os conhecimentos produzidos pela Ciência da Nutrição para uma linguagem universal, ou seja, uma unidade--padrão que é "o alimento". E, nesse contexto, a Técnica Dietética, como disciplina, propõe-se, exatamente, a mostrar, de forma prática e aplicada, a melhor maneira de selecionar, preparar e apresentar os alimentos para o consumo humano.

O presente Manual, eminentemente didático, reúne todas as aulas práticas da disciplina e se destaca pela qualidade técnica, pela adequada abordagem dos temas apresentados e pelo caráter científico de seu conteúdo.

Com este trabalho ganham todos os que atuam na área da Técnica Dietética: os professores, um instrumento de manuseio fácil e prático para a elaboração e a condução de suas aulas; os alunos, um importante e completo guia de orientação de estudos; e os Nutricionistas, o exemplo de que temos colegas interessados em dividir com os outros os conhecimentos adquiridos em sua práxis.

Parabéns às autoras pelo esforço e persistência na execução desta obra, pela criatividade e originalidade de sua apresentação, pela perfeita organização dos assuntos e, principalmente, pela coragem de tornar realidade o anseio pessoal de melhorar seu trabalho a cada dia; isso é próprio de quem ama o que faz!

Parabéns a todos os que vão desfrutar deste trabalho!

Profa. MS. Rahilda Brito Tuma
Professora de Técnica Dietética da
Universidade Federal do Pará e
Mestre em Ciência de Alimento.

Prefácio à Segunda Edição

Ao longo dos últimos anos, as discussões sobre a identidade profissional do nutricionista nos levaram a buscar respostas alternativas às questões postas até então.

A divergência entre a prática profissional preconizada pela Nutrição e a prática profissional exercida por nutricionistas que não reflete a atenção dietética enquanto profissionais da saúde, fizeram-nos buscar novas formas de ensinar e de aprender Nutrição, está a abordagem dada pelas autoras deste trabalho que compreendem, de fato, que a técnica dietética é, por excelência, a disciplina fulcral da Nutrição.

O presente Manual integra as aulas práticas ao cotidiano e se destaca pela adequação técnica, pela abordagem pragmática dos temas apresentados e pelo caráter científico de seu conteúdo.

Este trabalho permite que a técnica dietética permaneça no caminho traçado até o presente como ciência e contribui para a práxis do nutricionista.

Profa. Dra. Rita Akutsu
Professora de Gestão de Produção
da Universidade de Brasília (UnB).

Prefácio à Terceira Edição

A história de alimentos e seus processos faz parte da cultura de um povo. Seja este para uso em seu dia a dia, seja para uso profissional ou estudos de caráter técnico-científico.

Assim, os registros culinários permitem contar um contexto e acima de tudo a possibilidade de recriá-los. Como aconteceu com as massas alimentícias que surgiram na China e, por meio de Marco Polo, após Veneza, foram difundidas para toda a Itália. Que o Melão chegou na França por meio das expedições de Carlos VIII (Flandrin, J-L, Montanari, M, 1998). E o que dizer de Catarina de Médicis, conhecida por popularizar os fundos de alcachofra, e que na culinária francesa há muito de seus cozinheiros italianos e seu olhar inovador?

Histórias bem contadas com registros impecáveis merecem a nossa admiração e apoio em sua continuidade.

Desse modo, o time de professores e pesquisadores deste livro também fazem história em oferecer com rigor técnico-científico roteiros práticos que possibilitam tanto para o aluno como para o docente uma execução racional e reflexiva sobre a prática da Técnica Dietética, tão essencial na formação e no exercício da função do Nutricionista, independentemente da sua área de atuação.

Parabéns, professores, por renovar mais um ciclo de edição mantendo a qualidade técnica refletida no conteúdo desta obra.

Ana Vládia Bandeira Moreira
Nutricionista. Doutora em Ciência dos Alimentos.
Professora de Técnica Dietética
da Universidade Federal de Juiz de Fora.

Apresentação

O objetivo da Técnica Dietética é analisar as transformações físico-químicas e organolépticas durante o processamento dos alimentos e preservar a qualidade nutricional. Assim, a Técnica Dietética como disciplina de Ciências Nutricionais jamais poderá ser minimizada à simples prática culinária.

A partir das dificuldades enfrentadas no dia a dia da prática docente, decorrente do reduzido número de bibliografias existentes e do frequente equívoco no emprego dos termos culinária e técnica dietética, a primeira versão do *Técnica Dietética: Pré-preparo e Preparo de Alimentos – Manual de Laboratório* foi criada, passando agora por sua terceira atualização.

Este Manual é resultado da revisão de literatura referente ao assunto e da colaboração de outros professores que visualizam a importância da Técnica Dietética dentro de vários contextos da Ciência de Nutrição.

As aulas práticas estão apresentadas em capítulos de acordo com a distribuição dos assuntos. Com o objetivo de tornar essas aulas viáveis para executar, avaliar e discutir resultados, elas foram elaboradas para terem duração de 4 horas. Sugere-se dividir cada experimento em quatro bancadas, com quatro alunos em cada, e que cada grupo execute mais de um experimento por aula, para facilitar o andamento das atividades.

A forma de apresentação dos experimentos por meio de tabelas foi escolhida com o intuito de favorecer a visualização e a compreensão de alunos e professores. Todos os ingredientes são apresentados com seus respectivos pesos ou percentuais relacionados ao peso do ingrediente principal para posterior conversão, pelos alunos, em medidas caseiras.

Desse modo, o aluno poderá visualizar melhor a relação entre os conhecimentos e as informações obtidos na disciplina Técnica Dietética e a sua aplicação prática tanto nos serviços de alimentação quanto nos atendimentos ambulatorial, hospitalar e comunitário.

Incluímos algumas preparações para serem executadas em forno combinado, caso os laboratórios de Técnica Dietética tenham o equipamento disponível para testes. É um incentivo para que novas práticas possam ser criadas e outros equipamentos também possam integrar as aulas.

Sempre que possível, desenvolvemos preparações com teores de sódio, gordura e açúcar que possam ser discutidos a partir das recomendações da Organização Mundial da Saúde.

No final de cada experimento, encontra-se a seção "Avaliação e Comentários", que guiará tanto o professor quanto o aluno na discussão de cada tema e na elaboração dos relatórios, cujo modelo é apresentado no Anexo 1 deste Manual.

Além disso, são apresentados modelos de Ficha Técnica de Preparação (Anexo 2), Ficha de Análise da Preparação (Anexo 3) e Listas de Compras e Procedimentos para Preparo das Aulas Práticas (Anexo 4), com o objetivo de orientar o desenvolvimento dos experimentos e a aquisição dos alimentos a serem utilizados. A lista de compras para cada aula apresenta o somatório dos ingredientes necessários acrescido de 10% como margem de segurança.

O Manual foi idealizado e elaborado, principalmente, como resposta ao nosso permanente anseio em confrontar dados teóricos e práticos e, especialmente, à necessidade de revestir esse confronto de todo o caráter técnico inerente ao processo científico.

Agradecemos ao Departamento de Nutrição da Universidade de Brasília e aos alunos pelas sugestões na elaboração do projeto inicial e pelo apoio na elaboração desta obra que ora apresentamos a todos os que fazem da Técnica Dietética o seu instrumento de trabalho.

BOM PROVEITO!

Erika Barbosa Camargo
Raquel Braz Assunção Botelho
Renata Puppin Zandonadi

Sumário

1 Pesos, Medidas e Técnicas de Preparo, 1
Erika Barbosa Camargo
Raquel Braz Assunção Botelho
Renata Puppin Zandonadi

2 Leite, 13
Erika Barbosa Camargo
Raquel Braz Assunção Botelho
Renata Puppin Zandonadi

3 Ovos, 19
Erika Barbosa Camargo
Raquel Braz Assunção Botelho
Renata Puppin Zandonadi

4 Carnes, 27
Erika Barbosa Camargo
Raquel Braz Assunção Botelho
Renata Puppin Zandonadi

5 Aves e Pescados, 35
Erika Barbosa Camargo
Raquel Braz Assunção Botelho
Renata Puppin Zandonadi

6 Cereais, 43
Erika Barbosa Camargo
Raquel Braz Assunção Botelho
Renata Puppin Zandonadi

7 Leguminosas, 49
Erika Barbosa Camargo
Raquel Braz Assunção Botelho
Renata Puppin Zandonadi

8 Agentes de Crescimento, 57
Erika Barbosa Camargo
Raquel Braz Assunção Botelho
Renata Puppin Zandonadi

9 Hortaliças e Frutas, 63
Erika Barbosa Camargo
Raquel Braz Assunção Botelho
Renata Puppin Zandonadi

10 Óleos e Gorduras, 73
Erika Barbosa Camargo
Raquel Braz Assunção Botelho
Renata Puppin Zandonadi

11 Adoçantes e Edulcorantes, 79
Erika Barbosa Camargo
Raquel Braz Assunção Botelho
Renata Puppin Zandonadi

12 Bebidas e Infusões, 85
Erika Barbosa Camargo
Raquel Braz Assunção Botelho
Renata Puppin Zandonadi

13 Condimentos, 91
Erika Barbosa Camargo
Raquel Braz Assunção Botelho

14 Molhos e Sopas, 97
Erika Barbosa Camargo
Raquel Braz Assunção Botelho
Renata Puppin Zandonadi

15 Variação de Consistência, 105
Erika Barbosa Camargo
Raquel Braz Assunção Botelho
Raquel Adjafre da Costa Matos
Renata Puppin Zandonadi

16 Micro-ondas, 115
Erika Barbosa Camargo
Raquel Braz Assunção Botelho
Renata Puppin Zandonadi

17 Alimentação Pré-escolar e Escolar, 123
Erika Barbosa Camargo
Raquel Braz Assunção Botelho
Renata Puppin Zandonadi
Ivana Aragão Lira Vasconcelos

18 Alimentação Vegetariana, 133
Erika Barbosa Camargo
Raquel Braz Assunção Botelho
Renata Puppin Zandonadi
Bernardo Romão
Shila Minari Hargreaves

19 Referências Bibliográficas, 141

20 Anexos, 143

Índice Remissivo, 219

Capítulo 1

Pesos, Medidas e Técnicas de Preparo

Erika Barbosa Camargo
Raquel Braz Assunção Botelho
Renata Puppin Zandonadi

Ao final da aula prática, o aluno deverá atingir os seguintes objetivos:
1. Comparar as medidas caseiras dos ingredientes e seus respectivos pesos e medidas em gramas e em mililitros.
2. Estabelecer a relação entre gramas e mililitros e determinar as densidades de água, óleo vegetal e gordura.
3. Verificar as diferenças entre manipuladores na utilização de medidas caseiras.
4. Reconhecer a importância do desenvolvimento de fichas de preparação com precisão.
5. Verificar os fatores de correção de diferentes alimentos e comparar com os valores teóricos.
6. Verificar os fatores de cocção de diferentes alimentos.
7. Diferenciar per capita e porção.
8. Avaliar a diferença de per capitas e porções entre dois tipos de público-alvo.

Observação:
1. As porcentagens dos condimentos citados na prática estão relacionadas à matéria-prima principal dos experimentos.
2. Para a realização do teste de aceitabilidade deverá ser utilizada a tabela a seguir, com notas atribuídas por meio de escala hedônica de nove pontos.

Alimento	Sabor	Cor	Odor	Textura	Aceitabilidade Geral

Capítulo 1

PESO X MEDIDA CASEIRA

1. Padronização de Utensílios

1.1. Medir o volume em mL (usando água) das seguintes medidas

Utensílios	1ª Medida	2ª Medida	3ª Medida	Média e Desvio Padrão
Copo duplo (de requeijão)				
Xícara de chá				
Xícara de café				
Colher de sopa				
Colher de sobremesa				
Colher de chá				
Colher de café				

Obs.: Medir três vezes o volume de água em cada utensílio e depois calcular a média das medidas. Pesar a quantidade de água contida nas três medidas de copo duplo e calcular a média. Posteriormente, dividir a média encontrada para peso pela média do volume e determinar a densidade da água.

2. Técnicas de Pesagem

2.1. Ingredientes secos

Ingredientes	Xícara de chá				Colher de sopa				Colher de sobremesa				Colher de chá			
	1	2	3	M	1	2	3	M	1	2	3	M	1	2	3	M
Farinha de milho																
Farinha de mandioca																
Açúcar refinado																
Açúcar cristal																
Polvilho doce																
Amido de milho																
Fermento em pó	–	–	–	–												
Sal	–	–	–	–												
Chocolate em pó																

Técnica

1. Peneirar apenas o polvilho e o amido de milho;
2. Colocar cada um dos ingredientes separados no medidor sem calcar ou acomodar;
3. Nivelar com uma faca;
4. Forrar o prato da balança com guardanapo de papel e tarar a balança.

2.2. Ingredientes secos sem nivelar

Ingredientes	Colher de sopa			
	1ª	2ª	3ª	Média e Desvio Padrão
Açúcar refinado				
Amido de milho				

Técnica

1. Peneirar o açúcar refinado e o amido;
2. Colocar cada ingrediente no medidor;
3. Forrar o prato da balança com guardanapo de papel e tarar a balança;
4. Pesar cada ingrediente separadamente.

Avaliação e Comentários

– Comparar os resultados dos experimentos 2a e 2b, destacando a diferença entre os pesos obtidos.

2.3. Diferença entre manipuladores

Ingrediente	Colher de sopa				
	1ª	2ª	3ª	4ª	Média e Desvio Padrão
Amido de milho					

Técnica

1. Forrar o prato da balança com guardanapo de papel e tarar a balança;
2. Peneirar o amido de milho;
3. Pesar uma colher de sopa de amido de milho (uma pesagem para cada membro do grupo).

Avaliação e Comentários

– Comparar as diferenças de pesagens entre os quatro manipuladores e discutir o reflexo das possíveis diferenças na elaboração de preparações institucionais e dietéticas.

2.4. Ingredientes líquidos

Ingredientes	Xícara de chá				Colher de sopa				Colher de sobremesa				Colher de chá			
	1	2	3	M	1	2	3	M	1	2	3	M	1	2	3	M
Leite (gramas)																
Leite (mililitro)																
Óleo vegetal (gramas)																

Capítulo 1

Ingredientes	Xícara de chá				Colher de sopa				Colher de sobremesa				Colher de chá			
	1	2	3	M	1	2	3	M	1	2	3	M	1	2	3	M
Óleo vegetal (mililitro)																
Margarina (gramas)																

Técnica

1. Pesar os utensílios vazios;
2. Verter os líquidos nos medidores e pesar em gramas, em seguida;
3. Verter os líquidos dos utensílios nas provetas e medir em mililitros;
4. Calcular a diferença;
5. Calcar a gordura sólida no utensílio para evitar espaços vazios, nivelar com uma faca e pesar.

Avaliação e Comentários

- Comparar a diferença entre medidas em gramas e mililitros.
- Calcular a densidade do leite, do óleo vegetal e da margarina.

2.5. Ovos

Ingredientes	Peso com casca	Peso da clara	Peso da gema	Peso do ovo batido
Ovo 1				
Ovo 2				
Ovo 3				
Média				

Técnica

1. Pesar as três unidades separadamente;
2. Abrir os ovos e separar as claras das gemas;
3. Pesar as claras e as gemas separadamente;
4. Juntar a gema e a clara, bater em batedeira até a formação de espuma e pesar;
5. Calcular a média.

Avaliação e Comentários

- Comparar a diferença de peso entre os três ovos.
- Comparar o efeito da incorporação de ar no peso do ovo inteiro batido.

FATOR DE CORREÇÃO, FATOR DE COCÇÃO, DENSIDADE, PER CAPITA E PORÇÃO

1. Fator de Correção (Fc) e Fator de Cocção (Fcy)

Ingredientes	Quantidade	Técnica de Preparo
Banana	1 unidade	1. Pesar todos os ingredientes sem lavar.
Batata	1 unidade	2. Lavar os ingredientes e secar; pesar novamente.
Cenoura	1 unidade	3. Descascar os ingredientes. Pesar e calcular o fator de
Maçã	1 unidade	correção.
Pepino	1 unidade	4. Picar a batata à juliana, levar à cocção em calor úmido com
Tomate	1 unidade	250 mL de água.
		5. Ralar a metade da cenoura (deixar crua). Cortar a outra metade à juliana e submeter à cocção em calor úmido com 150 mL de água.
		6. Picar metade do pepino, do tomate, da banana e da maçã em cubos e a outra metade em rodelas.
		7. Estimar o per capita de cada ingrediente para homem adulto (cardápio trivial). Para as preparações submetidas à cocção, calcular o fator de cocção. Estimar a porção ideal para homem adulto (cardápio trivial).
		8. Calcular a densidade do pepino, pesando 100 g deste ingrediente e verificando o volume que esta massa comporta. Este procedimento pode ser verificado por meio do deslocamento de água em proveta.

Avaliação e Comentários

– Comparar os resultados do Fc e Fcy com os dados oferecidos na literatura. Criticar.

$$FC = \frac{PB}{PL} \qquad Fcy = \frac{peso\ cozido}{peso\ cru}$$

– Calcular o % desperdício:

$$\%\ desperdício = \frac{PB - PL}{PB} \times 100$$

– Para calcular a densidade, pesar 100 g do ingrediente e verter em uma proveta para medir o volume. $D = \dfrac{m}{V}$

– Qual é o objetivo do cálculo da densidade para utilização em Unidades de Alimentação e Nutrição?

– Comparar a mesma quantidade de pepino e tomate em rodela e em cubos. O per capita continua o mesmo?

Capítulo 1

2. Rendimento

Ingredientes	Quantidade	Técnica de Preparo
Laranja Limão	3 unidades 3 unidades	1. Pesar todos os ingredientes. 2. Higienizar. 3. Cortar uma laranja e um limão ao meio e espremer manualmente o suco de cada um separadamente. Medir e pesar o suco. Calcular o rendimento.
— Repetir a operação (com a laranja e com o limão) utilizando o espremedor elétrico. — Descascar uma laranja, tirar os caroços e bater no liquidificador com 150 mL de água e calcular o rendimento. Posteriormente, coar e calcular o rendimento. — Descascar um limão, tirar os caroços e bater no liquidificador com 150 mL de água e calcular o rendimento. Posteriormente, coar e calcular o rendimento.		

Avaliação e Comentários

- Quantas laranjas são necessárias para fazer um copo de suco de 250 mL com cada procedimento?
- Quantos mililitros de suco de limão são necessários para fazer um copo de 250 mL de limonada para cada procedimento? Qual o percentual de açúcar necessário para adoçar essa preparação?
- Qual é a diferença entre os três tipos de manipulação?
- Comparar os fatores de correção das frutas para o preparo dos sucos.

3. Per Capita e Porção

Ingredientes	Quantidade	Técnica de Preparo
Couve Alface	1 maço 1 maço	1. Pesar o maço de cada ingrediente. 2. Pesar uma folha de couve e de alface (tamanho grande, médio e pequeno). Higienizar e secar as folhas. 3. Picar os ingredientes em tiras finas. 4. Estimar o per capita da couve e da alface para homem adulto (cardápio trivial, salada). 5. Estimar o per capita da couve para homem adulto (cardápio trivial, guarnição). 6. Submeter 200 g de couve à cocção em calor seco com 3 mL de óleo para obter a porção de couve refogada. Calcular o fator de cocção. Calcular a porção.

Avaliação e Comentários

- Por que na alface e na couve crua (salada) o per capita e a porção são iguais?
- Comparar o peso e o volume da couve crua e da alface crua;
- Analisar a proporção de folhas grandes, médias e pequenas presentes em um maço de alface e avaliar o reflexo dessas proporções em medidas caseiras;
- Comparar a diferença entre a porção ideal da couve para salada e guarnição;
- Comparar o mesmo peso da alface em folha (sem corte) e da alface cortada em tiras. O per capita continua o mesmo?

3.1. Comparação entre per capitas e porções em diferentes cardápios

- Padrão do cardápio: Trivial
- Público-alvo: Trabalhador

a) Arroz refogado

Ingredientes	Quantidade	Técnica de Preparo
Arroz cru Alho Sal Óleo	120 g 1% 0,5% 2%	1. Pesar o arroz, lavar e pesar novamente. 2. Refogar o alho no óleo. Adicionar o arroz e refogar por 30 segundos. 3. Adicionar o sal e a água fervendo na proporção de 2,5 vezes o volume do arroz. 4. Submeter à cocção. Marcar o tempo (se necessário, adicionar mais água → medir a quantidade adicionada). 5. Após iniciada a ebulição, diminuir a temperatura de cocção para branda. Marcar o tempo. 6. Pesar depois de pronto e anotar a porção. 7. Colocar em um prato e reservar. 8. Calcular o fator de cocção.

b) Feijão simples

Ingredientes	Quantidade	Técnica de Preparo
Feijão cru Sal Alho Cebola Óleo	60 g 0,5% 0,5% 5 g 2%	1. Pesar todos os ingredientes. 2. Lavar o feijão e colocar de remolho em 400 mL de água. 3. Após iniciada a pressão, marcar 4 minutos e desligar. 4. Pesar depois de pronto com o caldo e sem o caldo e anotar a porção. 5. Refogar o feijão com óleo, alho, cebola e sal. 6. Pesar depois de pronto e anotar a porção. Reservar. 7. Calcular o fator de cocção.

c) Abóbora cozida

Ingredientes	Quantidade	Técnica de Preparo
Abóbora japonesa limpa Sal Salsa	140 g 0,5% 1 g	1. Retirar a casca da abóbora e pesar. 2. Calcular o fator de correção. 3. Submeter a abóbora à cocção com sal (calor úmido, com metade do peso da abóbora de água). 4. Retirar do fogo quando estiver macia e adicionar a salsa. Marcar o tempo de cocção, definir a porção e reservar. 5. Calcular o fator de cocção.

Capítulo 1

d) Bife bovino de panela

Ingredientes	Quantidade	Técnica de Preparo
Carne crua limpa Sal Óleo Alho Água	140 g 0,5% 5 mL 0,5% 140 mL	1. Pesar. Temperar com sal e alho. 2. Cortar um bife grande ou 2 pequenos e submeter à cocção com óleo (calor seco). Colocar a água, tampar a panela e deixar reduzir a água pela metade. Marcar o tempo de cocção. 3. Pesar depois de pronto, definir a porção e reservar. 4. Calcular o fator de cocção.

Avaliação e Comentários

- Montar o prato com os alimentos cozidos e suas porções, acrescentando as porções de alface, tomate e cenoura;
- Calcular o VET e o NDpCAL da refeição;
- Comparar com as recomendações do PAT e criticar;
- Calcular o custo individual;
- Comparar a montagem do prato trivial com o médio;
- Fazer o teste de aceitabilidade das preparações.

- Padrão do cardápio: Médio
- Público-alvo: Executivos

a) Arroz refogado

Ingredientes	Quantidade	Técnica de Preparo
Arroz cru Alho Sal Óleo Água	60 g 1% 0,5% 2%	1. Pesar o arroz, lavar e pesar novamente. 2. Refogar o alho no óleo. Adicionar o arroz e refogar por 30 segundos. 3. Adicionar o sal e a água fervendo na proporção de 2,5 vezes o volume do arroz. 4. Submeter à cocção. Marcar o tempo (se necessário, adicionar mais água → medir a quantidade adicionada). 5. Após iniciada a ebulição, diminuir a temperatura de cocção para branda. Marcar o tempo. 6. Pesar depois de pronto e anotar a porção. 7. Colocar em um prato e reservar. 8. Calcular o fator de cocção.

b) Feijão com linguiça

Ingredientes	Quantidade	Técnica de Preparo
Feijão cru Sal Alho Cebola Óleo Linguiça calabresa Água	30 g 0,5% 1% 2 g 2% 10 g	1. Pesar todos os ingredientes. 2. Lavar o feijão e colocar de remolho em 400 mL de água. 3. Colocar a linguiça e o feijão submetido ao remolho na panela de pressão com 4 vezes seu volume de água. 4. Após iniciada a pressão, marcar 3 minutos e desligar. 5. Pesar depois de pronto com o caldo e sem o caldo e anotar a porção. 6. Refogar o feijão com óleo, alho, cebola e sal. 7. Pesar depois de pronto e anotar a porção. Reservar. 8. Calcular o fator de cocção.

c) Purê de abóbora

Ingredientes	Quantidade	Técnica de Preparo
Abóbora japonesa limpa Leite integral Sal Manteiga Salsa	100 g 30 mL 0,5% 5 g 1 g	1. Retirar a casca da abóbora e pesar. 2. Calcular o fator de correção. 3. Submeter a abóbora à cocção com sal (calor úmido, com metade do peso da abóbora de água). 4. Retirar do fogo quando estiver macia. 5. Espremer a abóbora e adicionar leite e manteiga. 6. Levar ao fogo até que solte da panela. 7. Pesar, definir a porção, salpicar com a salsa higienizada e reservar.

d) Bife bovino à milanesa

Ingredientes	Quantidade	Técnica de Preparo
Carne crua limpa Alho Sal Farinha de rosca Ovo Óleo	100 g 1% 0,5% 20 g 30 g 200 g	1. Pesar. 2. Cortar um bife grande ou dois pequenos e temperar com alho e sal. 3. Empanar (passar no ovo e na farinha de rosca). 4. Fritar em óleo quente. Pesar o papel-toalha em que o bife será colocado para absorção do óleo restante (ver cálculo de absorção de gordura a seguir nesta seção). 5. Pesar, definir a porção e reservar. 6. Pesar o óleo restante da panela e o papel-toalha após a absorção de óleo. 7. Calcular a quantidade de óleo absorvido pela carne (subtrair do total de óleo utilizado a quantidade de óleo restante na panela e no papel-toalha).

d.1) Cálculo de absorção de gordura:

– Considerar para pesar a gordura inicial e final da fritura o peso em gramas da gordura com o utensílio (panela ou frigideira sem colher ou escumadeira);

Capítulo 1

- Considerar para calcular a quantidade de gordura absorvida no papel-toalha – o peso do papel com o utensílio (prato ou travessa) antes e depois do cozimento;
- Para fazer as pesagens, utilizar a mesma balança, com precisão mínima de 1 g e, de preferência, balança com prato de metal.

Total de gordura absorvida pelo alimento (g) = (Peso inicial da gordura na panela – peso final da gordura na panela) – (Peso final da gordura no papel de absorção – Peso inicial do papel de absorção).

Onde:
- Peso inicial da gordura na panela = peso da gordura com a panela que será utilizada para a fritura antes do cozimento;
- Peso final da gordura na panela = peso da gordura com a panela com a gordura da fritura depois do cozimento;
- Peso final da gordura no papel de absorção = peso da gordura no papel de absorção com o utensílio depois do cozimento;
- Peso inicial do papel de absorção = peso do papel de absorção com o mesmo utensílio utilizado.

% absorção de gordura no alimento = Total de gordura absorvida no alimento (g) $\times$ 100/Peso final da preparação (g).

Optou-se pelo uso do peso das gorduras com os utensílios para considerar toda gordura possível no cálculo, sem ter perda de parte da gordura que ficaria no recipiente. Deve-se, porém, ter em mente que a quantidade de gordura absorvida é uma estimativa. Por isso, poderá ser maior se o alimento desidratar durante o cozimento em calor seco ou menor se ele liberar a própria gordura no óleo de cozimento (gordura de pele de frango, gordura de bacon, por exemplo).

Avaliação e Comentários

- Montar o prato com as porções de alimentos cozidos, acrescentando as porções de alface, tomate e cenoura;
- Calcular o VET e o NDpCAL da refeição;
- Comparar com as recomendações do PAT;
- Calcular o custo individual;
- Comparar a montagem do prato trivial com o médio.
- Fazer o teste de aceitabilidade das preparações.

10   Capítulo 1

Cortes para vegetais

Forma geométrica	Corte/medida						
Cubos	Brunoise	Parisiène	Printanier	Macedoine	Parmentier	Mirepoix	Bretonne
	3 mm x 3 mm x 3 mm	5 mm x 5 mm x 5 mm	8 mm x 8 mm x 8 mm	1 cm x 1 cm x 1 cm	1,2 cm x 1,2 cm x 1,2 cm	1,5 cm x 1,5 cm x 1,5 cm	2 cm x 2 cm x 2 cm
Bastões	Julienne	Allumette	Jardinière	Bâtonnet	Fritas	Pont-neuf	
	3 mm x 3 mm x 3 cm	3 mm x 3 mm x 5 cm	5 mm x 5 mm x 2 cm	8 mm x 8 mm x 3 cm	1 cm x 1 cm x 5 cm	1,5 cm x 1,5 cm x 7 cm	
Boleadas		Royalle	Printanière	Noisette		Parisiense	
		5 mm	8 mm	1 cm		1,5 cm	

Capítulo 1

Capítulo 2

Leite

Erika Barbosa Camargo
Raquel Braz Assunção Botelho
Renata Puppin Zandonadi

Ao final da aula prática, o aluno deverá atingir os seguintes objetivos:
1. Comparar o valor nutritivo, o custo e a qualidade dos leites.
2. Identificar os efeitos do uso de diferentes tipos de leites em preparações à base de leite.
3. Analisar o efeito do pH e da temperatura na coagulação do leite.
4. Comparar o efeito de diferentes métodos de cocção nos produtos à base de leite.
5. Identificar e utilizar diferentes derivados do leite.

Observação:
1. As porcentagens dos condimentos citados na prática estão relacionadas à matéria-prima principal dos experimentos.
2. Para a realização do teste de aceitabilidade deverá ser utilizada a tabela a seguir, com notas atribuídas por meio de escala hedônica de nove pontos.

Alimento	Sabor	Cor	Odor	Textura	Aceitabilidade Geral

LEITE

1. Leites Diferentes

1.1. Modificação do leite após a cocção

Ingredientes	Quantidade	Técnica de Preparo
Leite pasteurizado integral Leite esterilizado integral Leite sem lactose	200 mL 200 mL 200 mL	1. Medir separadamente cada tipo de leite e dividir em 2 partes iguais (100 mL). 2. Colocar 100 mL de cada leite para ferver separadamente. 3. Deixar esfriar. Verificar a aceitabilidade de cada tipo de leite com e sem fervura. 4. Comparar o sabor entre os diferentes tipos de leite. 5. Calcular a porção ideal.

Avaliação e Comentários

– O que acontece com o sabor do leite quando fervido?
– Calcular o custo por litro.
– Fazer o Teste de Aceitabilidade e comparar a aceitação entre os diferentes tipos de leite com e sem o processo de fervura.

1.2. Reconstituição dos leites

Ingredientes	Quantidade	Técnica de Preparo
Leite em pó integral instantâneo Água	Quantidade recomendada na embalagem proporcional à diluição em 100 mL de água 100 mL	1. Pesar e medir os ingredientes. 2. Diluir o leite em pó na água e comparar com os leites do item 1.1. 3. Calcular a porção ideal.

– Repetir a operação com leite em pó integral não instantâneo (seguir as instruções de diluição da embalagem).
– Repetir a operação com leite em pó desnatado (seguir as instruções de diluição da embalagem).
– Reconstituir leite condensado com 1 medida de leite para 2 de água.
– Reconstituir leite evaporado com 1 medida de leite para 1 de água.

Avaliação e Comentários

– Por que o leite em pó instantâneo tem comportamento diferente quanto à solubilidade?
– Qual é a porcentagem de açúcar encontrada no leite condensado reconstituído?
– Por que o leite evaporado apresenta cor diferenciada? Explique.
– Fazer o Teste de Aceitabilidade.

2. Preparação do Molho Branco

2.1. Leite pasteurizado

Ingredientes	Quantidade	Técnica de Preparo
Leite pasteurizado integral Manteiga Farinha de trigo Sal	250 mL 10 g 10 g 0,5%	1. Pesar e medir todos os ingredientes. 2. Colocar a manteiga em uma panela e levar ao fogo baixo para derreter. 3. Juntar a farinha de trigo e homogeneizar. 4. Juntar o leite previamente aquecido (40°C) aos poucos, mexer e cozinhar até que a mistura atinja 80°C (usar termômetro). Caso seja necessário, continuar a cocção até que atinja a textura de molho branco. Em alguns casos, a temperatura pode ser superior a 80°C. 5. Verter em um prato e calcular a porção ideal para utilização em massas.
– Repetir a operação usando leite em pó integral instantâneo reconstituído. – Repetir a operação usando leite em pó desnatado reconstituído. – Repetir a operação usando leite esterilizado integral reconstituído. – Repetir a operação usando leite esterilizado desnatado reconstituído.		

Sugestão: Cozinhar 80 g de macarrão para definir a porção ideal de molho. Calcular o índice de absorção (IA) do macarrão.

Avaliação e Comentários

- Observar a formação de coalho, a separação de gordura e o espessamento do molho e justificar a ocorrência dos mesmos.
- Qual é a principal diferença entre os cinco molhos?
- Qual é o leite mais indicado para essa preparação?
- O que aconteceu com a preparação que usou o leite em pó desnatado?
- Fazer o Teste de Aceitabilidade.

3. Ricota

Ingredientes	Quantidade	Técnica de Preparo
Leite pasteurizado integral Sal Vinagre branco	500 mL 3 g 14 g	1. Medir e pesar todos os ingredientes. 2. Aquecer o leite até ferver. 3. Acrescentar vinagre mexendo até coagular o leite, continuar fervendo. 4. Acrescentar o sal e mexer. 5. Desligar o fogo e deixar descansar por 15 minutos. 6. Passar a mistura em um coador de pano (voal) e coar bem. 7. Retirar do coador e verter em um potinho para dar o formato de ricota. 8. Avaliar a formação e a qualidade do coalho.

Avaliação e Comentários

- Quais ingredientes atuam na formação do coalho?
- Fazer o Teste de Aceitabilidade.

Capítulo 2

4. Leite com Chocolate em Pó

Ingredientes	Quantidade	Técnica de Preparo
Chocolate em pó Leite pasteurizado integral	20 g 200 mL	1. Pesar e medir todos os ingredientes. 2. Misturar o chocolate em pó ao leite. 3. Separar 25 mL do leite achocolatado, derramar na proveta e observar a decantação do chocolate em 5, 10 e 15 minutos.

– Repetir a operação usando o chocolate em pó com leite em pó integral instantâneo reconstituído.
– Repetir a operação usando o chocolate em pó com leite em pó integral reconstituído.
– Repetir a operação usando o chocolate em pó com leite em pó desnatado reconstituído.

Avaliação e Comentários
– Qual é o efeito do uso de diferentes leites na decantação?
– Fazer o Teste de Aceitabilidade.

5. Creme *Chantilly*

Ingredientes	Quantidade	Técnica de Preparo
Creme de leite fresco Açúcar refinado Baunilha	180 mL 50 g 5 gotas	1. Pesar e medir todos os ingredientes. 2. Bater em batedeira o creme de leite numa vasilha fria (colocar a vasilha no congelador no dia anterior). 3. Acrescentar o açúcar aos poucos e adicionar a baunilha. 4. Parar de bater quando obtiver uma consistência moldável. *Cuidado para não bater demais.* 5. Calcular a densidade, o porcionamento e o rendimento (peso total).

– Repetir a operação usando creme de leite UHT.
– Utilizar pó para cobertura – creme tipo *chantilly*, seguindo as instruções de modo de preparo do rótulo.
– Repetir a primeira operação (sem o uso do açúcar) batendo o creme de leite fresco até a formação de manteiga. Retirar o soro e reservar.

Avaliação e Comentários

– O *chantilly* é uma espuma de ar/água?
– Qual é o efeito do açúcar na qualidade do creme?
– O que ocorre se passar do ponto do *chantilly*?
– Houve liberação de soro após a formação da manteiga? Para que é usado? Qual é a composição desse soro?
– Comparar o peso das porções dos diferentes tipos de *chantilly.*
– Fazer o Teste de Aceitabilidade.

6. Creme de Forno

Ingredientes	Quantidade	Técnica de Preparo
Leite pasteurizado integral Ovo Açúcar refinado Sal Baunilha Manteiga para untar	250 mL 1 unidade 30 g 0,2% 5 gotas	1. Pesar e medir todos os ingredientes. 2. Aquecer o leite a 40°C e reservar. 3. Após peneirar a gema para retirada da película, bater o ovo inteiro ligeiramente, acrescentar o açúcar e o sal. 4. Juntar o leite aquecido vagarosamente, misturando sempre, para obter um produto homogêneo. Juntar a baunilha. 5. Verter o creme em formas para pudim (15 cm) untadas com manteiga. 6. Colocar a forma com o creme em assadeira com água, utilizando banho-maria. Levar ao forno a 200°C. 7. Assar até que uma faca inserida no centro saia limpa (marcar o tempo). 8. Retirar, deixar esfriar e colocar alguns minutos no refrigerador. 9. Desenformar. Calcular o rendimento, o fator de cocção e a porção ideal.

– Repetir a operação com leite em pó integral instantâneo reconstituído.
– Repetir a operação com leite em pó desnatado reconstituído.
– Repetir a operação com leite condensado reconstituído (1 parte de leite condensado para 2 partes de água).
– Repetir a operação com leite esterilizado integral.
– Repetir a operação com leite esterilizado desnatado.
– Repetir a operação com leite evaporado reconstituído (1 parte de leite evaporado para 1 parte de água).
– FORNO COMBINADO: repetir a operação realizada com o leite esterilizado integral e cozinhar em forno combinado de acordo com os procedimentos a seguir. Aquecer o forno combinado a 110°C por 5 minutos no MODO COMBINADO. Abrir o forno (CUIDADO COM O VAPOR QUENTE!) e colocar a forma com a mistura em prateleira com grade. Programar o forno em MODO COMBINADO a 90°C por 45 minutos. Abrir o forno, inserir uma faca e verificar se ela sai limpa. Se não, continuar a cocção por mais 10 minutos. Retirar, deixar esfriar e colocar alguns minutos no refrigerador. Desenformar. Calcular o rendimento, o fator de cocção e a porção ideal.

Avaliação e Comentários

– Qual é o efeito dos diferentes tipos de leite na elaboração de cremes de forno?
– Qual é o mais aceito e recomendado para esse tipo de preparação?
– Fazer o Teste de Aceitabilidade.

7. Substitutos para Leites

7.1. Extrato de aveia

Ingredientes	Quantidade	Técnica de Preparo
Aveia Água Sal Açúcar	100 g 300 mL 0,1 g 0,8 g	1. Colocar a aveia de molho na água em geladeira no dia anterior em recipiente de vidro. 2. Bater a aveia e a água no liquidificador com o açúcar e o sal e passar em coador de pano (voal). 3. Calcular o rendimento e fazer teste de aceitabilidade. Se ficar espesso, adicionar mais água e medir a quantidade adicionada.

– Repetir a operação substituindo o açúcar por 4 g de fruta desidratada.

7.2. Extrato de arroz

Ingredientes	Quantidade	Técnica de Preparo
Arroz cru lavado Água Sal Açúcar	60 g 600 mL 0,1 g 0,8 g	1. Colocar o arroz de molho na água (300 mL) em geladeira no dia anterior. 2. Liquidificar (use a água do molho) acrescentando mais 300 mL de água, o sal e o açúcar. 3. Cozinhar em fogo baixo, mexendo até o ponto anterior à gelatinização do amido. Coar em um filtro de pano limpo. 4. Caso esteja grosso, adicionar água para diluição (medir a água adicionada). 5. Calcular o rendimento e fazer o teste de aceitabilidade.

– Repetir a operação substituindo o açúcar por 4 g de fruta desidratada.

7.3. Extrato de amêndoa

Ingredientes	Quantidade	Técnica de Preparo
Amêndoa Água Sal Açúcar	20 unidades (50 g) 250 mL 0,1 g 0,8 g	1. Colocar as amêndoas de molho na água em geladeira no dia anterior. 2. Retirar a película externa da amêndoa e bater as amêndoas sem película no liquidificador com a água do molho, o sal e o açúcar. Coar em um filtro de pano. 3. Calcular o rendimento e fazer o teste de aceitabilidade.

– Repetir a operação substituindo o açúcar por 4 g de fruta desidratada.

Avaliação e Comentários

– Comparar as características sensoriais do leite de vaca com os substitutos para leite.
– Fazer o teste de aceitabilidade dos substitutos para leite.
– Comparar os extratos vegetais preparados com açúcar com os preparados com frutas desidratadas.

Capítulo 3

Ovos

Erika Barbosa Camargo
Raquel Braz Assunção Botelho
Renata Puppin Zandonadi

Ao final da aula prática, o aluno deverá atingir os seguintes objetivos:
1. Determinar o efeito da estocagem e idade na qualidade dos ovos.
2. Descrever fatores que afetam a qualidade de preparações à base de ovos (ovo pochê, ovo cozido, ovo mexido...).
3. Analisar o efeito da temperatura na preparação de produtos à base de ovos.
4. Avaliar o efeito da adição de leite, ácido e bases na coagulação de ovos.
5. Analisar aspectos que interferem na formação de espuma.

Observação:
1. As porcentagens dos condimentos citados na prática estão relacionadas à matéria-prima principal dos experimentos.
2. Para realização do teste de aceitabilidade deverá ser utilizada a tabela a seguir, com notas atribuídas por meio de escala hedônica de nove pontos.

Alimento	Sabor	Cor	Odor	Textura	Aceitabilidade Geral

Capítulo 3

OVOS

1. Ovos Cozidos

1.1. Ovos cozidos em água fervente

Ingredientes	Quantidade	*Técnica de Preparo
Ovo	6 unidades (um ovo para cada tempo de preparação)	1. Colocar água em uma panela média para ferver (a água de cocção deve ser suficiente para cobrir os ovos). 2. Após o início da ebulição, adicionar os seis ovos inteiros (os ovos devem estar na temperatura ambiente) e marcar o tempo de cocção. (Sugestão: escrever a lápis nos ovos os números de 1 a 6). 3. Retirar o 1º ovo aos 3 minutos de fervura.* 4. O 2º ovo, aos 4 minutos de fervura.* 5. O 3º ovo, aos 5 minutos de fervura.* 6. O 4º ovo, aos 6 minutos de fervura.* 7. O 5º ovo, aos 7 minutos de fervura.* 8. O 6º ovo, aos 10 minutos de fervura.* 9. Ao retirar, passar por água corrente fria, descascar e cortar ao meio. 10. Observar o estágio de cocção, o nível de coagulação da clara e da gema. 11. Classificar os estágios de coagulação relacionando com as temperaturas teóricas.

* *Observação:* para a cocção realizada em altas altitudes (onde a ebulição é antecipada), aumentar o tempo de cocção em 1 minuto para cada estágio. No último estágio, aumentar o tempo de cocção em 4 minutos.

1.2. Ovos cozidos no micro-ondas e na fritadeira elétrica sem óleo (tipo air fryer)

Ingrediente	Quantidade	Técnica de Preparo
Ovo	2 unidades (um para cada preparação)	1. Lavar os ovos em água corrente para tirar possíveis resíduos. 2. Pré-aquecer a fritadeira elétrica (tipo *air fryer*) a 160ºC por 5 minutos. 3. Colocar um dos ovos na cesta do forno, fechar e deixar por cerca de 13 minutos por 160ºC (o tempo pode variar conforme o forno). 4. Para cozinhar o outro ovo, colocar um pouco de água em um utensílio de micro-ondas próprio para fazer ovo cozido. Colocar a cestinha de metal e o outro ovo. Fechar bem o utensílio. Cozinhar em potência alta no micro-ondas por cerca de 8 minutos (o tempo pode variar conforme a potência do forno de micro-ondas). 5. Retirar os ovos logo depois que os tempos de cozimento, respectivos às preparações, terminarem. Descascar em água fria e corrente. Cortar ao meio. Observar o nível coagulação da clara e da gema de ambos os ovos.

Acesse o QRCode e visualize a imagem.

20   Capítulo 3

2. Formação do Anel Verde

Ingredientes	Quantidade	Técnica de Preparo
Ovo	2 unidades	1. Colocar água em uma panela pequena para ferver. 2. Após o início da ebulição, juntar os 2 ovos e cozinhar um dos ovos por 12 minutos, e o outro, por 24 minutos.* 3. Retirar o ovo cozido por 12 minutos e passar em água fria corrente para resfriar rapidamente. 4. Conservar o segundo ovo (24 minutos) na água de cocção até esfriar. 5. Quando frios, descascar e cortar no sentido longitudinal. 6. Observar se houve a formação do anel verde.

* *Observação:* para a cocção realizada em altas altitudes, aumentar o tempo de cocção em 1 minuto para cada ovo.

Avaliação e Comentários

– Qual é a reação química responsável pela formação do anel verde?
– Fazer o Teste de Aceitabilidade.

3. Cocção à Pochê

Ingredientes	Quantidade	Técnica de Preparo
Ovo	1 unidade	1. Em uma frigideira funda, colocar ± 3 cm de água. Levar ao fogo para ferver. 2. Quebrar o ovo em um pires e escorrer para dentro da água que acabou de ferver. Abaixar o fogo imediatamente e *não* permitir a fervura (se necessário, retirar a panela do fogo). É importante que a água cubra todo o ovo. 3. Cozinhar em fogo brando por 6 minutos. 4. Retirar o ovo e colocar em um prato. Calcular a porção ideal.

– Repetir a operação acrescentando 1 colher de chá de sal à água em ebulição.
– Repetir a operação acrescentando 1 colher de chá de vinagre à água em ebulição.

Avaliação e Comentários

– Houve formação de franjas?
– Qual é o efeito do sal e do vinagre na cocção do ovo pochê?
– Qual é o efeito do frescor dos ovos na preparação do ovo pochê?
– Fazer o Teste de Aceitabilidade.

4. Ovo Frito

Ingredientes	Quantidade	Técnica de Preparo
Ovo Óleo Sal	1 unidade 8 g 0,5%	1. Pesar o ovo com e sem a casca. 2. Aquecer o óleo na frigideira. 3. Quebrar o ovo em um recipiente pequeno e verter na frigideira em óleo quente.* 4. Salpicar o sal sobre o ovo. 5. Retirar o ovo da frigideira e colocar em um prato. 6. Calcular o rendimento, o fator de cocção e a porção ideal.

* *Observação:* caso deseje a cocção da superfície do ovo, coloque uma tampa na frigideira durante a fritura para a retenção do calor.

4.1. Ovo frito no forno combinado

Ingredientes	Quantidade	Técnica de Preparo
Ovo Óleo Sal Acesse o QRCode e visualize a imagem.	2 unidades 2 mL 0,5%	1. Pesar os ovos com e sem casca. Pré-aquecer o forno combinado no MODO SECO (CONVECÇÃO) a 170°C por 5 minutos. 2. Untar com óleo dois compartimentos da forma própria para ovos. Utilizar pincel para ajudar. 3. Quebrar os ovos nos compartimentos untados, tendo cuidado para não quebrar a gema. Colocar algumas gotas de óleo e salpicar o sal por cima de um dos ovos. No outro, salpicar somente o sal. 4. Após pré-aquecimento, colocar a forma no forno combinado com cuidado. Programar no MODO SECO a 150°C por 15 minutos. 5. Retirar ovos da forma e colocar em um prato. 6. Calcular rendimento, o fator de cocção e porção ideal.

Avaliação e Comentários

– Comparar a cocção à pochê e o ovo frito.
– Fazer o Teste de Aceitabilidade.

5. Ovos Mexidos

Ingredientes	Quantidade	Técnica de Preparo
Ovo Leite integral Manteiga Sal	1 unidade 15 mL 2 g 0,5%	1. Medir e pesar todos os ingredientes. 2. Bater manualmente os ovos com o leite e o sal. 3. Colocar manteiga na frigideira e aquecer. 4. Verter o ovo na frigideira em fogo alto e mexer para desgrudar o que ficar preso na frigideira. Marcar o tempo de cocção. 5. Interromper a cocção antes que perca o brilho. 6. Retirar o ovo da frigideira e colocar em um prato. 7. Calcular o rendimento, o fator de cocção e a porção ideal.

– Repetir a operação em banho-maria.
– Repetir a operação em fogo brando.
– Repetir a operação em micro-ondas em potência média por 2 minutos. Após 1 minuto de cocção, abrir o forno e mexer.

6. Omelete

Ingredientes	Quantidade	Técnica de Preparo
Ovo Leite integral Manteiga Sal	2 unidades 30 mL 10 g 0,5%	1. Pesar e medir todos os ingredientes. 2. Quebrar os ovos em um recipiente e bater até a formação de espuma macia. Adicionar o leite e o sal e bater novamente. 3. Aquecer a manteiga em frigideira, em fogo médio, espalhando-a. 4. Verter a mistura na frigideira aquecida e empurrar as laterais em direção ao centro à medida que forem cozinhando. Repetir este procedimento até que não escorra mais massa crua. 5. Dobrar a preparação na metade e verter em um prato. 6. Calcular o rendimento, o fator de cocção e a porção ideal.

– *Omelete suflê:* Repetir a operação batendo as claras e gemas em recipientes separados. Reservar a clara batida em neve (estágio 3 de formação de espuma). Às gemas, adicionar o leite e o sal e bater. Posteriormente, misturar com as claras em neve, mexendo cuidadosamente. Seguir os demais procedimentos descritos acima.

6.1. Omelete no forno combinado

Ingredientes	Quantidade	Técnica de Preparo
Ovo Leite integral Sal Óleo	2 unidades 30 mL 0,5% para untar	1. Pesar os ovos com e sem casca. Pré-aquecer o forno combinado no MODO SECO (CONVECÇÃO) a 170°C por 5 minutos. 2. Untar com óleo dois compartimentos da forma própria para ovos. Utilizar pincel para ajudar. 3. Quebrar os ovos em um recipiente e bater, com ajuda de um *fouet* ou garfo, até a forma de espuma macia. Adicionar o leite e o sal e bater novamente. 4. Verter a mistura dividida em dois compartimentos untados da forma. Programar o forno combinado no MODO SECO a 150°C por 9 minutos. 5. Após o tempo, verificar se ainda não há massa crua por cima. Se ainda houver, programar mais 5 minutos no forno e acompanhar até obter a cocção total. Marcar o tempo adicional. 6. Retirar as omeletes da forma e colocar em um prato. 7. Calcular rendimento, o fator de cocção e a porção ideal.

Acesse o QRCode e visualize a imagem.

Avaliação e Comentários

– Qual é a diferença dos quatro métodos de cocção dos ovos mexidos? Qual o mais recomendado?

– Qual é a principal diferença entre o ovo mexido e a omelete?

– Qual a diferença entre os dois tipos de omelete?

– Fazer o Teste de Aceitabilidade.

7. Ovos Cocote

Ingredientes	Quantidade	Técnica de Preparo

Ovo
Manteiga
Creme de leite fresco
Sal
Salsa picada
Torrada (para
acompanhar)
	1 unidade
	5 g
	60 g
	0,5%
	1 g
	1 unidade
		1. Untar com manteiga uma forma pequena de
		   aproximadamente 6 cm de diâmetro.
		2. Quebrar os ovos no recipiente.
		3. Misturar o creme de leite ao sal e verter no recipiente
		   sobre os ovos *sem misturar*.
		4. Cozinhar em forno em banho-maria (150ºC) por 8 minutos.
		5. Retirar do forno, colocar sobre a torrada e salpicar a salsa.

Avaliação e Comentários

– Qual a diferença entre esse tipo de preparação e o ovo pochê?
– Fazer o Teste de Aceitabilidade.

8. Ovos Como Agente Espessante

8.1. Creme cozido

Ingredientes	Quantidade	Técnica de Preparo

Ovo
Açúcar refinado
Sal
Leite integral
Baunilha
	1 unidade
	20 g
	0,2%
	180 mL
	5 gotas
		1. Pesar e medir todos os ingredientes.
		2. Bater o ovo e misturar o açúcar e o sal.
		3. Aquecer o leite a 40ºC. Juntar ao ovo e misturar a baunilha.
		4. Levar a mistura para cocção em banho-maria, mexendo
		   constantemente até engrossar *(cuidado para não deixar
		   coagular)*. Marcar o tempo.
		5. Medir a temperatura interna do creme.
		6. Verter em uma tigela e deixar esfriar.
		7. Calcular o rendimento, o fator de cocção e a porção ideal.

– Repetir a receita substituindo o ovo inteiro por 2 claras. – Repetir a receita substituindo o ovo inteiro por 2 gemas.		

Avaliação e Comentários

– Por que não podemos colocar o leite fervendo durante a preparação do creme?
– Por que a consistência dos três cremes é extremamente diferente?
– Fazer o Teste de Aceitabilidade.

8.2. Creme assado

Ingredientes	Quantidade	Técnica de Preparo
Ovo Açúcar refinado Sal Leite integral Baunilha	1 unidade 20 g 0,2% 180 mL 5 gotas	1. Pesar e medir todos os ingredientes. 2. Ligar o forno e aquecer a 200°C. 3. Bater o ovo e misturar o açúcar e o sal. 4. Aquecer o leite a 40°C. Juntar ao ovo e misturar a baunilha. 5. Colocar em formas para pudim (cerca de 15 cm de diâmetro) untadas para cocção ao forno em banho-maria. Marcar o tempo. 6. Estará pronto quando estiver firme. Testar com uma faca introduzida no centro. Se a faca sair limpa, o creme estará pronto. 7. Introduzir o termômetro e medir a temperatura interna do creme. 8. Resfriar e virar sobre um prato. 9. Calcular o rendimento, o fator de cocção e a porção ideal.
— Repetir a receita substituindo o ovo inteiro por 2 claras. — Repetir a receita substituindo o ovo inteiro por 2 gemas.		

Avaliação e Comentários

- Qual é a diferença estrutural entre os cremes de forno e os cozidos?
- Qual é o efeito dos dois métodos de cocção no sabor dos cremes?
- No creme assado, houve formação de porosidades no centro do creme? Em caso afirmativo, explique.
- Fazer o Teste de Aceitabilidade.

9. Formação de Espuma

Ingredientes	Quantidade	Técnica de Preparo
Claras	4 unidades (uma para cada estágio de espuma)	1. Bater manualmente uma clara de cada vez até atingir os seguintes estágios: a. Espuma b. Espuma macia com picos arredondados c. Espuma dura com picos firmes d. Espuma seca 2. Marcar o tempo. 3. Colocar a espuma em um becker e medir o volume inicial (v0). Deixar a espuma descansar no becker por 30 minutos em temperatura ambiente. Verter o líquido drenado em outro recipiente e pesar o líquido. Medir o volume final (vf) da espuma após os 30 minutos e a retirada do líquido. 4. Calcular a estabilidade da espuma (EE%) por meio da seguinte fórmula: $\%EE = vf/v0 \times 100$
— Repetir o experimento com outra clara, levando até o estágio 3, adicionando 1 colher de café nivelada de sal antes de bater. — Repetir o experimento com outra clara, levando até o estágio 3, adicionando 1 colher de sobremesa de água antes de bater. — Repetir o experimento com outra clara, levando até o estágio 3, adicionando 1 colher de chá de óleo vegetal antes de bater. — Repetir o experimento com outra clara, levando até o estágio 3, adicionando 1 colher de chá de gema de ovo antes de bater.		

Capítulo 3

Avaliação e Comentários

- Qual é o efeito do sal, da água, do óleo e da gema na formação e estabilidade das espumas?
- Qual é a maneira de medir a estabilidade de uma espuma?

10. Mudanças do Ovo após Postura

Ingrediente	Quantidade	Técnica de Preparo
Ovo	2 unidades	1. Armazenar 1 ovo dentro da geladeira por 5 dias e 1 ovo fora da geladeira por 5 dias. 2. No dia da aula, quebrar os ovos em pratos (rasos) separados e avaliar: – centralização da gema; – dificuldade para manter a gema inteira; – alargamento da gema; – clara espessa, clara fluida.

Avaliação e Comentários

- Descrever os possíveis fatores que podem ter contribuído para as diferentes características do ovo (se houver).

11. Ovo Colorido

Ingredientes	Quantidade	Técnica de Preparo
Ovo Beterraba	2 unidades (uma unidade para cada experimento) 200 g (100 g para cada experimento)	1. Cozinhar a beterraba em 200 mL de água. Em outra panela, cozinhar um ovo. 2. Rolar o ovo sobre uma superfície rígida para rachar a casca, sem removê-la. 3. Coloque o ovo rachado no recipiente com a água da cocção da beterraba e deixe por 60 minutos. 4. Retirar da água e remover a casca. 5. Calcular o rendimento e a porção ideal.
– Repetir a operação cozinhando um ovo na água de beterraba.		

Observação:

- O procedimento pode ser realizado com corantes para alimentos de diversas cores.
- Fazer o Teste de Aceitabilidade.

Capítulo 4

Carnes

Erika Barbosa Camargo
Raquel Braz Assunção Botelho
Renata Puppin Zandonadi

Ao final da aula prática, o aluno deverá atingir os seguintes objetivos:
1. Identificar o corte de carne no qual a perda de suculência é menor.
2. Determinar o efeito da utilização do forno, como método de cocção, nas carnes e analisar perdas, aparência, suculência, sabor e textura.
3. Comparar diferentes técnicas de cocção da carne e analisar os seus efeitos.
4. Determinar o efeito da cocção no rendimento das carnes e analisar perdas e ganhos.
5. Verificar a técnica de amaciamento de carne por método enzimático.
6. Identificar as técnicas que promovem o amaciamento de carnes durante a cocção (uso de cobertura).

Observação:
1. As porcentagens dos condimentos citados na prática estão relacionadas à matéria-prima principal dos experimentos.
2. Para a realização do teste de aceitabilidade deverá ser utilizada a tabela a seguir, com notas atribuídas por meio de escala hedônica de nove pontos.

Alimento	Sabor	Cor	Odor	Textura	Aceitabilidade Geral

CARNES

1. Calor Úmido

1.1. Calor úmido com tostadura

Ingredientes	Quantidade	Técnica de Preparo
Bife bovino Sal Óleo Água	2 unidades 0,5% 2,5% 150 g	1. Cortar os bifes e pesar (per capita bruto). Limpar os bifes e pesar (per capita líquido). Calcular o fator de correção. 2. Temperar os bifes com sal. Pesar novamente. 3. Aquecer uma frigideira untada com óleo em fogo alto. Colocar o bife e deixar corar por 2 minutos de cada lado. 4. Juntar a água aos poucos, tampar e cozinhar em fogo baixo até ficar macio. Marcar o tempo. 5. Pesar os bifes depois de prontos. 6. Calcular o rendimento, o fator de cocção e a porção ideal.

1.2. Calor úmido sem tostadura

Ingredientes	Quantidade	Técnica de Preparo
Bife bovino Sal Óleo Água	2 unidades 0,5% 2,5% 150 g	1. Cortar os bifes e pesar. Limpar os bifes e pesar. Calcular o fator de correção. 2. Temperar os bifes com sal. Pesar novamente. 3. Colocar na frigideira untada e fria a água e os bifes. 4. Submeter à cocção em fogo brando, tampando a panela até ficar macio. Marcar o tempo. Cuidado para a água não secar. Se necessário, adicionar mais água e medir a quantidade de água adicionada. 5. Pesar os bifes depois de prontos. 6. Calcular o rendimento, o fator de cocção e a porção ideal.

Avaliação e Comentários

- O que aconteceria se os cortes de bife fossem feitos no mesmo sentido das fibras? Explicar usando os conhecimentos estruturais da carne.
- Qual é o efeito da tostadura na qualidade dos bifes?
- Qual é o nome comercial usado para esse tipo de preparação?
- Você recomendaria a utilização de calor úmido sem tostadura? Justifique a resposta.
- Fazer o Teste de Aceitabilidade.

2. Calor Seco

2.1. Calor seco – forno

Ingredientes	Quantidade	Técnica de Preparo
Bife bovino Sal Óleo	2 unidades 0,5% 5%	1. Cortar os bifes e pesar (sem limpar). Limpar os bifes e pesar. Calcular o fator de correção. 2. Temperar os bifes com sal e óleo. Pesar novamente. 3. Colocar os bifes em uma assadeira e levar ao forno (150°C) para assar por 10 a 20 minutos. Marcar o tempo. 4. Pesar os bifes depois de prontos. 5. Calcular o rendimento, o fator de cocção e a porção ideal.

2.2. Calor seco – chapa

Ingredientes	Quantidade	Técnica de Preparo
Bife bovino Sal Óleo	2 unidades 0,5% 5%	1. Cortar os bifes e pesar (sem limpar). Limpar os bifes e pesar. Calcular o fator de correção. 2. Temperar os bifes com sal e pesar novamente. 3. Aquecer a frigideira com óleo. Passar um bife durante 2 minutos de cada lado. Pesar depois de pronto. 4. Passar o outro bife durante 4 minutos de cada lado. Pesar depois de pronto. 5. Calcular o rendimento, o fator de cocção e a porção ideal.

2.3. Calor seco – banho de óleo

Ingredientes	Quantidade	Técnica de Preparo
Bife bovino Sal Óleo	2 unidades 0,5% 250 g	1. Cortar os bifes e pesar (sem limpar). Limpar os bifes e pesar. Calcular o fator de correção. 2. Temperar os bifes com o sal e pesar novamente. 3. Aquecer o óleo a 170°C e fritar os bifes imersos em óleo. 4. Fritar um bife durante 2 minutos e o segundo durante 5 minutos. 5. Pesar os bifes depois de prontos. Medir o óleo antes e após a cocção. 6. Calcular o rendimento, o fator de cocção, o índice de absorção do óleo* e a porção ideal.

* Ver como se faz o cálculo da absorção de gordura no capítulo 1 (item d.1 do tópico 3.1).

Avaliação e Comentários

- Qual é o efeito do calor seco (forno) na modificação do sabor?
- Qual é o efeito do calor seco (chapa) por um período de tempo prolongado?
- O que acontece com o complexo actina-miosina quando o bife é submetido ao calor seco (banho de óleo)?
- Qual é a porcentagem de óleo absorvida pela preparação em banho de óleo?
- Qual dos três métodos de cocção é mais indicado e por quê?
- Fazer o Teste de Aceitabilidade.

Capítulo 4

3. Carne com Cobertura

3.1. Cobertura à milanesa – fritura e forno

Ingredientes	Quantidade	Técnica De Preparo
Bife bovino Sal Ovo Farinha de trigo Farinha de rosca Óleo	4 unidades 0,5% 2 unidades 80 g 80 g 300 g	1. Cortar os bifes e pesar (sem limpar). Limpar os bifes e pesar. Calcular o fator de correção. 2. Temperar os bifes com o sal e pesar. 3. Passar os bifes sequencialmente na farinha de trigo, no ovo batido e na farinha de rosca (empanar). Pesar novamente. 4. Pesar as sobras das coberturas. 5. Aquecer o óleo na frigideira. Fritar dois bifes (um bife por vez) até ficar corado e escorrer sobre guardanapo (pesar o guardanapo antes e depois para obter a quantidade de óleo dispersada). Pesar depois de pronto. Marcar o tempo de cocção. 6. Medir o óleo antes e após a cocção. 7. Calcular o rendimento, o fator de cocção, o índice de absorção de óleo* e a porção ideal. 8. Colocar dois bifes para assar em tabuleiro untado em forno aquecido a 200ºC por aproximadamente 20 minutos. Marcar o tempo. 9. Calcular o rendimento, o fator de cocção e a porção ideal.

* Ver como se faz o cálculo da absorção de gordura no capítulo 1 (item d.1 do tópico 3.1).

3.2. Bife bovino à milanesa em forno combinado

Ingredientes	Quantidade	Técnica de preparo
Bife bovino Sal Ovo Farinha de trigo Farinha de rosca Óleo	2 unidades 0,5% 1 unidade 40 g 40 g 5 g para untar e pincelar	1. Cortar os bifes e pesar sem limpar. Em seguida, limpar e pesar. Calcular o fator de correção. 2. Temperar os bifes com sal e pesar. Pré-aquecer o forno no MODO SECO a 240ºC por 5 minutos. 3. Enquanto isso, passar os bifes, sequencialmente, na farinha de trigo, no ovo batido e na farinha de rosca (empanar). Pesar novamente e pesar também as sobras das coberturas. 4. Pincelar os bifes empanados com óleo em ambos os lados. Untar grelha própria para forno combinado. Colocar os bifes. 5. Programar o forno no MODO SECO (CONVECÇÃO) a 200ºC por 15 minutos. Colõcar grelha com bifes e fechar a porta. 6. Após o tempo de cocção, retirar a grelha com a ajuda de uma luva térmica. 7. Calcular o rendimento, o fator de cocção e a porção ideal.

3.3. Cobertura de forno

Ingredientes	Quantidade	Técnica de Preparo
Bife bovino	2 unidades	1. Cortar os bifes e pesar. Limpar os bifes e pesar. Calcular o fator de correção. Temperar com sal.
Sal para o bife	0,5%	
Farinha de trigo	80 g	2. Pesar e medir todos os ingredientes da massa.
Amido de milho	80 g	3. Preparar uma massa peneirando o amido de milho, a farinha e o sal. Adicionar o óleo e amassar com as pontas dos dedos. Adicionar o leite e amassar novamente.
Sal para a massa	2 g	
Óleo	55 g	
Leite integral	40 mL	4. Forrar uma assadeira pequena (tipo bolo inglês) com parte da massa. Colocar os bifes na superfície. Cobrir com a massa. Caso sobre massa, pese as sobras. Pincelar com a gema. Pesar. Assar a 200ºC até que a massa esteja corada. Marcar o tempo.
Gema para pincelar	1 unidade	
		5. Pesar os bifes depois de prontos.
		6. Calcular o rendimento, o fator de cocção e a porção ideal.

Avaliação e Comentários

– Qual é a principal função das coberturas?
– Qual é a porcentagem de absorção de óleo no bife à milanesa?
– Qual das carnes com cobertura apresenta o maior VET?
– Fazer o Teste de Aceitabilidade.

4. Carne Bovina Moída

4.1. Refogada

Ingredientes	Quantidade	Técnica de Preparo
Carne moída	120 g	1. Pesar e medir todos os ingredientes.
Sal	0,5%	2. Aquecer a gordura, refogar os temperos e adicionar a carne moída com sal.
Óleo	6 g	
Tomate	20 g	3. Submeter à cocção até ficar corado. Adicionar a água. Não deixar ressecar.
Cebola	10 g	
Alho	0,5%	4. Marcar o tempo. Pesar depois de pronto.
Água	25 g	5. Calcular o rendimento, o fator de cocção e a porção ideal.

Capítulo 4

4.2. Bolinhos

Ingredientes	Quantidade	Técnica de Preparo
Carne moída Sal Pão Alho Óleo Água para o pão	120 g 0,5% 25 g 1% 200 g 15 g	1. Pesar e medir todos os ingredientes. 2. Molhar o pão em água e espremer. 3. Misturar tudo até ficar homogêneo. Pesar. Fazer 6 bolinhos e dividir em 2 grupos de 3 bolinhos. Pesar. 4. Fritar 3 unidades em óleo quente e cozer 3 unidades em água fervente. 5. Marcar o tempo. Pesar após a cocção. 6. Para a preparação frita, medir o óleo antes e depois e calcular o índice de absorção do óleo.* Colocar os bolinhos em guardanapos (ou papel-toalha) para retirar o excesso de óleo. 7. Calcular o rendimento, o fator de cocção e a porção ideal.

* Ver como se faz o cálculo da absorção de gordura no capítulo 1 (item d.1 do tópico 3.1).

4.3. Assada

Ingredientes	Quantidade	Técnica de Preparo
Carne moída Sal Ovo Pão Manteiga Alho Água	120 g 0,5% 1 unidade 25 g 4 g 1% 15 g	1. Pesar e medir todos os ingredientes. Molhar o pão em água e espremer. 2. Misturar tudo até ficar homogêneo. Pesar e colocar em uma forma e levar ao forno a 150°C. Assar durante 20 minutos ou até que, introduzindo um garfo, saia um líquido claro e transparente. Pesar depois de pronto. 3. Marcar o tempo de cocção. 4. Calcular o rendimento, o fator de cocção e a porção ideal.

Avaliação e Comentários

– Qual é a finalidade do uso de preparações com carne moída em UAN?
– Comparar a porcentagem de sal utilizada em carne moída com os demais bifes.
– Qual é a porcentagem de absorção de óleo dos bolinhos fritos?
– Contextualize os métodos de cocção em diferentes áreas de atuação do nutricionista (UAN, dietoterapia e saúde pública).
– Fazer o Teste de Aceitabilidade.

5. Ponto de Assado

Ingredientes	Quantidade	Técnica de Preparo
Contrafilé ou maminha Sal Alho	4 unidades espessas de 250 g cada 0,5% para cada 0,5% para cada	1. Pesar cada peça. Limpar e pesar novamente. Temperar e pesar novamente. 2. Colocar cada peça em uma assadeira. 3. Colocar 3 pedaços a 150°C e 1 pedaço a 250°C. 4. Retirar o pedaço que atingir 65°C no centro geométrico. Fazer um corte e observar. Pesar. 5. Retirar o pedaço que atingir 70°C no centro geométrico. Fazer um corte e observar. Pesar. 6. Retirar o pedaço que atingir 80°C no centro geométrico. Fazer um corte e observar. Pesar. 7. Do forno a 250°C, retirar quando atingir 80°C no centro geométrico. Pesar e cortar. 8. *Atenção: marcar o tempo de cocção.*

5.1. Ponto de assado em forno combinado

Ingredientes	Quantidade	Técnica de Preparo
Contrafilé ou maminha Sal Alho	2 unidades espessas (250 g cada) 0,5% 0,5%	1. Pesar cada peça. Limpar e pesar novamente. Temperar e pesar novamente. Pré-aquecer o forno no MODO SECO (CONVECÇÃO) a 250°C por 10 minutos. 2. Colocar uma peça em grelha própria para forno combinado e inserir o termômetro próprio (sensor de núcleo) no lado mais espesso da carne até atingir o centro. 3. Fechar o forno com o fio do termômetro para o lado de fora e plugar o termômetro no painel do forno. Ajustar a temperatura do forno para 150°C no MODO SECO (CONVECÇÃO) e programar o forno para parar a cocção até o núcleo atingir 65°C. 4. Repetir processo com a outra peça de carne, com temperatura de pré-aquecimento de 250°C a 10 minutos no MODO COMBINADO e temperatura de cocção de 150°C no MODO COMBINADO (programar o forno para parar a cocção até o núcleo atingir 65°C). 5. *Atenção: marcar o tempo de cocção para cada peça.*

Observação:

- Medir o líquido que ficar na assadeira. Verificar se esse líquido predominante é água ou gordura.
- Calcular o rendimento e a porção ideal para cada pedaço.

Avaliação e Comentários

- Classifique os pontos de assado com suas respectivas temperaturas, confrontando com os valores teóricos.
- Qual é o efeito da liberação de água e/ou gordura na maciez?
- Qual é a temperatura interna mais recomendada para UAN?
- Fazer o Teste de Aceitabilidade.

6. Amaciamento Enzimático de Carnes Vermelhas

Ingredientes	Quantidade	Técnica de Preparo
Bife de coxão duro ou músculo	4 unidades	1. Cortar os bifes e pesar (sem limpar). Limpar os bifes e pesar. Calcular o fator de correção.
Sal	0,5%	2. Temperar os bifes com sal e pesar novamente.
Óleo	5%	3. Bater no liquidificador o abacaxi com a água. Colocar
Abacaxi	150 g	*2 bifes* na solução. Retirar um deles com 15 minutos e
Água	400 g	aquecer a frigideira com óleo. Passar o bife por 3 minutos de cada lado. Pesar depois de pronto. Retirar o segundo bife após 40 minutos e repetir o procedimento de cocção.
		4. Repetir apenas o procedimento de cocção com o terceiro bife.
		5. Calcular o rendimento, o fator de cocção e a porção ideal.

- Repetir a experiência com outro bife utilizando 1% de amaciante para carnes. Descansar antes da cocção, conforme instruções do fabricante.

Avaliação e Comentários

- Comparar a textura dos bifes.
- Qual é o efeito da adição do suco de abacaxi na carne?
- Como o tempo de exposição ao suco de abacaxi influencia a qualidade da carne?
- Qual é o efeito do amaciante industrial na carne bovina?
- Fazer o Teste de Aceitabilidade.

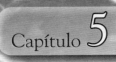

Capítulo 5

Aves e Pescados

Erika Barbosa Camargo
Raquel Braz Assunção Botelho
Renata Puppin Zandonadi

Ao final da aula prática, o aluno deverá atingir os seguintes objetivos:
1. Descrever o efeito do calor e do ácido na coagulação da proteína de peixe.
2. Comparar o efeito de diferentes métodos de cocção nos pescados.
3. Determinar o método de cocção ideal para posta de peixe e filé de peixe.
4. Analisar o efeito da temperatura nos pescados.
5. Avaliar o efeito dos diferentes processos de cocção no rendimento, sabor e suculência das aves.
6. Analisar o efeito da temperatura durante a cocção das aves.
7. Determinar a porção ideal de frango e confrontar o valor nutricional do frango sem desossar e do desossado.
8. Determinar a porção ideal de peixe (posta e filé).

Observação:
1. As porcentagens dos condimentos citados na prática estão relacionadas à matéria-prima principal dos experimentos.
2. Para a realização do teste de aceitabilidade deverá ser utilizada a tabela a seguir, com notas atribuídas por meio de escala hedônica de nove pontos.

Alimento	Sabor	Cor	Odor	Textura	Aceitabilidade Geral

AVES

1. Calor Seco

1.1. Frango assado

Ingredientes	Quantidade	Técnica de Preparo
Frango Sal Alho Vinagre	½ unidade 1% 2% 20 g	1. Pesar o frango (inteiro com pele e carcaça), limpar (retirar excesso de gordura e miúdos, manter a pele) e pesar novamente. Calcular o fator de correção. 2. Lavar em água corrente e pesar. 3. Dividir em pedaços (coxas, sobrecoxas, asas etc.). Pesar. 4. Temperar com alho, sal e vinagre e deixar em repouso por 30 minutos. Pesar após este tempo. 5. Colocar em assadeira com a pele e levar ao forno brando (165°C) até liberar líquido quando espetado com um garfo. Aumentar a temperatura para 200°C para obter um dourado uniforme. Marcar o tempo. 6. Calcular o rendimento, o fator de cocção e a porção ideal. 7. Desossar e anotar o percentual de ossos de cada pedaço.

1.2. Frango assado em forno combinado (calor misto)

Ingredientes	Quantidade	Técnica de Preparo

Coxa e
  sobrecoxa
  com osso
Sal
Alho
Vinagre
	500 g
	
	1%
	2%
	20 g
		1. Pesar o frango (com pele), limpar (excesso de gordura e manter a pele) e pesar novamente. Calcular o fator de correção.
		2. Lavar em água corrente e pesar.
		Dividir em pedaços (coxas e sobrecoxas) e pesar. Temperar com alho, sal e vinagre e deixar em repouso por 30 minutos. Pesar após esse tempo. Pré-aquecer o forno no MODO SECO a 240°C por 5 minutos.
		3. Untar grelha própria para forno combinado. Colocar pedaços de frango com pele, colocar a grelha no forno e fechar a porta.
		4. Os pedaços de frango irão ao forno em duas fases:
		1ª fase: programar o forno no MODO SECO (CONVECÇÃO) a 200°C por 10 minutos.
		2ª fase: programar o forno no MODO COMBINADO a 200°C por 20 minutos.
		Após tempo de cocção, abrir forno (CUIDADO COM O VAPOR!!!) e retirar a grelha com a ajuda de uma luva térmica.
		5. Calcular o rendimento, o fator de cocção e a porção ideal. Desossar e anotar o percentual de ossos de cada pedaço.

1.3. Frango frito

Ingredientes	Quantidade	Técnica de Preparo
Frango	½ unidade	1. Pesar o frango (inteiro, com pele e carcaça), limpar (retirar excesso de gordura e miúdos, manter a pele) e pesar novamente. Calcular o fator de correção.
Sal	1%	
Alho	2%	
Vinagre	20 g	2. Lavar em água corrente e pesar.
Óleo	300 g	3. Dividir em pedaços (coxas, sobrecoxas, asas etc.). Pesar. Deixar a pele de cada parte.
		4. Temperar com sal, alho e vinagre. Deixar em repouso por 30 minutos. Pesar após este tempo.
		5. Fritar em óleo a 170ºC até que fique dourado. Marcar o tempo. Medir o óleo após a cocção (esperar esfriar).
		6. Colocar os pedaços sobre papel absorvente para retirar o excesso de óleo.
		7. Calcular o rendimento, o fator de cocção, o índice de absorção de óleo* e a porção ideal.
		8. Desossar e anotar o percentual de ossos de cada pedaço.

* Ver como se faz o cálculo da absorção de gordura no capítulo 1 (item d.1 do tópico 3.1).

1.4. Cobertura à milanesa

Ingredientes	Quantidade	Técnica de Preparo
Frango	½ unidade	1. Pesar o frango (inteiro, com pele e carcaça), limpar (retirar excesso de gordura e miúdos e a pele também) e pesar novamente. Calcular o fator de correção.
Ovo	1 unidade	
Farinha de trigo	50 g	
Farinha de rosca	70 g	2. Temperar com sal e alho e deixar em repouso por 30 minutos. Pesar após este tempo.
Óleo	300 g	3. Passar os pedaços de frango na farinha de trigo, no ovo batido e na farinha de rosca (empanar). Pesar novamente.
Sal	1%	
Alho	2%	4. Pesar as sobras das coberturas.
		5. Aquecer o óleo na frigideira. Fritar cada pedaço até ficar corado e escorrer o óleo sobre um guardanapo. Pesar depois de pronto. Marcar o tempo de cocção.
		6. Colocar os pedaços sobre papel absorvente para retirar o excesso de óleo.
		7. Calcular o rendimento, o fator de cocção, o índice de absorção de óleo* e a porção ideal.
		8. Medir o óleo após a cocção (esperar esfriar).

* Ver como se faz o cálculo da absorção de gordura no capítulo 1 (item d.1 do tópico 3.1).

Avaliação e Comentários

– Calcular e comparar a absorção de óleo para o frango frito e para o frango à milanesa.
– Qual é a porcentagem de interferência dos ossos no cálculo do per capita?
– Qual é o efeito do uso de cobertura e fritura para a cocção de aves com ossos?
– Qual é a diferença de comportamento entre os cortes de aves? Por quê?
– Explicar a maior proporção de sal e alho adicionada carnes de frango em comparação com as carnes vermelhas.
– Avaliar a cocção das carnes nas regiões próximas aos ossos.
– Explicar o motivo de se lavar as carnes de frango. O mesmo procedimento é utilizado em carnes vermelhas? Por quê?
– Fazer o Teste de Aceitabilidade.

Capítulo 5

2. Calor Úmido

2.1. Frango ensopado

Ingredientes	Quantidade	Técnica de Preparo
Frango Sal Alho Vinagre Água	½ unidade 1% 2% 20 g 500 g	1. Pesar o frango (inteiro, com pele e carcaça), limpar (retirar excesso de gordura e miúdos e a pele também) e pesar novamente. Calcular o fator de correção. 2. Lavar em água corrente. Pesar. 3. Dividir em pedaços (coxas, sobrecoxas, asas etc.). 4. Temperar com sal, alho e vinagre e deixar em repouso por 15 minutos. Pesar após este tempo. 5. Pesar. Separar 1 pedaço de peito para experimento. 6. Colocar em uma panela grande e cozinhar com pequenas quantidades de água até ficar macio e com pouco molho. 7. Marcar o tempo. Pesar o frango sem molho. Calcular o rendimento, o fator de cocção e a porção ideal. 8. Desossar e anotar o percentual de ossos de cada pedaço.

Avaliação e Comentários

- Qual é a vantagem da cocção por calor úmido no contexto da dietoterapia?
- Qual é a diferença do tempo de cocção entre os itens 1.1, 1.2, 1.3, 1.4 e 2.1?
- Fazer o Teste de Aceitabilidade.

3. Cocção em Micro-ondas

Ingredientes	Quantidade	Técnica de Preparo
Peito de frango Sal Alho Vinagre	160 g 1% 2% 3 g	1. Pesar o peito, retirar peles e tecido conectivo e pesar novamente. Calcular o fator de correção. 2. Lavar em água corrente. Pesar. 3. Temperar com sal, alho e vinagre e deixar em repouso por 15 minutos. Pesar após este tempo. 4. Colocar em uma vasilha apropriada para micro-ondas e, submeter à cocção por 4 minutos em potência alta e deixar descansar por mais 3 minutos. 5. Pesar o peito cozido. Calcular o rendimento, o fator de cocção e a porção ideal.

Avaliação e Comentários

- Como ocorre a cocção no micro-ondas?
- Comparar os itens do teste de aceitabilidade com os outros métodos de cocção.
- Como ocorre o desenvolvimento de cor no micro-ondas?
- Fazer o Teste de Aceitabilidade.

PEIXES

1. CALOR SECO

1.1. Peixe assado

Ingredientes	Quantidade	Técnica de Preparo
Filé de peixe	1 unidade	1. Pesar os diferentes cortes de peixes. Retirar peles e tecido conectivo e pesar novamente. Calcular o fator de correção.
Posta de peixe	1 unidade	
Alho	1%	2. Lavar em água corrente e pesar.
Sal	0,5%	3. Temperar com sal, alho e limão e deixar em repouso por 30 minutos. Pesar após 30 minutos.
Suco de limão	25 mL	
Óleo	2 g	4. Untar com óleo 2 assadeiras pequenas e levar ao forno brando 150º a 165ºC até amaciar, sem ficar seco. Marcar o tempo de cocção.
		5. Pesar. Calcular o rendimento, o fator de cocção e a porção ideal.
		6. Retirar as espinhas grandes e as partes inaproveitáveis. Pesar. Calcular o percentual de partes não comestíveis.

1.2. Peixe frito

Ingredientes	Quantidade	Técnica de Preparo
Filé de peixe	1 unidade	1. Pesar os diferentes cortes de peixes. Retirar peles e tecido conectivo e pesar novamente. Calcular o fator de correção.
Posta de peixe	1 unidade	
Alho	1%	
Sal	0,5%	2. Lavar em água corrente e pesar.
Suco de limão	25 mL	3. Temperar com sal, alho e limão e deixar em repouso por 30 minutos. Pesar após os 30 minutos.
Óleo	200 g	4. Passar os peixes na farinha de trigo. Pesar e fritar em óleo quente (170ºC) até dourar. Pesar as sobras de farinha.
Farinha de trigo ou fubá	50 g	5. Marcar o tempo de cocção. Pesar o peixe frito e medir o óleo depois da cocção.
		6. Calcular o rendimento, o fator de cocção, o índice de absorção de óleo* e a porção ideal.
		7. Retirar as espinhas grandes e as partes inaproveitáveis. Pesar. Calcular o percentual de partes não comestíveis.

* Ver como se faz o cálculo da absorção de gordura no capítulo 1 (item d.1 do tópico 3.1).

Avaliação e Comentários

- Qual corte (filé ou posta) obteve melhor comportamento em cada um dos métodos de cocção?
- Qual é a porcentagem de absorção de óleo no peixe frito?
- Qual é o efeito do calor seco (assado) na qualidade do sabor de peixes?
- Fazer o Teste de Aceitabilidade.

Capítulo 5

2. Calor Úmido

2.1. Peixe ensopado

Ingredientes	Quantidade	Técnica de Preparo
Filé de peixe	1 unidade	1. Pesar os diferentes cortes de peixes. Retirar peles e tecido
Posta de peixe	1 unidade	conectivo e pesar novamente. Calcular o fator de correção.
Alho	1%	2. Lavar em água corrente e pesar.
Sal	0,5%	3. Temperar com sal, alho e limão e deixar em repouso por 30
Suco de limão	25 mL	minutos. Pesar após os 30 minutos.
Óleo	2 g	4. Refogar, na mesma panela, o tomate, a cebola, o cheiro-verde
Cebola	15 g	picados e o óleo. Acrescentar o peixe.
Tomate	30 g	5. Cozinhar em fogo brando. Marcar o tempo.
Cheiro-verde	7 g	6. Pesar os cortes após a cocção sem o molho.
Água	300 g	7. Calcular o rendimento e o fator de cocção.
		8. Separar as espinhas grandes e as partes inaproveitáveis. Pesar novamente. Calcular o percentual de partes não comestíveis.

2.1. Peixe no micro-ondas

Ingredientes	Quantidade	Técnica de Preparo
Filé	1 unidade	1. Pesar e medir todos os ingredientes.
Sal	0,5%	2. Pesar, retirar peles e tecido conectivo e pesar novamente.
Alho	1%	Calcular o fator de correção. Lavar em água corrente e pesar.
Limão	8 mL	3. Temperar e deixar por 30 minutos em repouso. Pesar após os 30 minutos.
		4. Levar ao micro-ondas por 3 minutos em potência alta. Deixar descansar por mais 3 minutos.
		5. Pesar a preparação. Calcular o rendimento, o fator de cocção e a porção ideal.

Avaliação e Comentários

– Comparar o comportamento do filé e da posta na preparação de peixe ensopado. Qual corte é mais sensível a esse tipo de cocção e por quê? Comparar o tempo de preparo entre a posta e o filé e analisar sua aplicabilidade em UAN.

– Avaliar o efeito do micro-ondas na cocção do filé de peixe. Avaliar sua viabilidade em UAN e dietoterapia.

– Fazer o Teste de Aceitabilidade.

3. Efeito do Marinado na Coagulação Proteica

Ingredientes	Quantidade	Técnica de Preparo
Cubos de peixe (dourado) Sal Água Limão Vinagre	8 unidades 20 g 50 g 50 mL 50 g	1. Pesar 4 grupos contendo 2 cubos de peixe cada. Separar. 2. Lavar em água corrente e pesar. 3. Cada grupo receberá um pré-preparo diferenciado. 4. O primeiro grupo será o padrão (sem marinar). No segundo grupo, marinar com limão por 1 hora. 5. No terceiro grupo, marinar com vinagre por 1 hora. No quarto grupo, marinar com água e sal por 1 hora. 6. Pesar os cubos de peixe. 7. Submeter à cocção (calor úmido) em panelas separadas por 8 minutos cada, adicionando pequena quantidade de água, somente para cobrir os pedaços (não adicionar os líquidos do marinado à cocção). 8. Retirar do fogo e calcular o fator de cocção.

Avaliação e Comentários

– Comparar o grau de coagulação entre os três tipos de marinado com o padrão.
– Quais dos agentes (calor, limão, vinagre ou sal) têm maior efeito na coagulação da fração proteica do pescado?
– Fazer o Teste de Aceitabilidade.

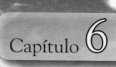

Capítulo 6

Cereais

Erika Barbosa Camargo
Raquel Braz Assunção Botelho
Renata Puppin Zandonadi

Ao final da aula prática, o aluno deverá atingir os seguintes objetivos:
1. Avaliar o rendimento, o tempo e o método de cocção de cereais em grão.
2. Analisar o efeito de diferentes concentrações de farinhas e amido nos produtos.
3. Demonstrar o diferente grau de gelatinização entre farinhas diversas.
4. Comparar o efeito do amido dextrinizado na gelatinização do amido.
5. Avaliar o efeito do uso de micro-ondas na cocção de cereais.

Observação:
1. As porcentagens dos condimentos citados na prática estão relacionadas à matéria-prima principal dos experimentos.
2. Para a realização do teste de aceitabilidade deverá ser utilizada a tabela a seguir, com notas atribuídas por meio de escala hedônica de nove pontos.

Alimento	Sabor	Cor	Odor	Textura	Aceitabilidade Geral

CEREAIS

1. Cocção de Cereais
1.1. Calor úmido
a. Cocção em água

Ingredientes	Quantidade	Técnica de Preparo
Arroz polido Arroz parboilizado Arroz integral Arroz para risoto Arroz japonês Trigo para quibe Canjica de milho branca Sal (exceto para canjica)	100 g 100 g 100 g 100 g 100 g 100 g 100 g 0,5% cada	1. Pesar e medir todos os ingredientes. 2. Colocar separadamente cada cereal para cozinhar em volume de água fervente equivalente a 2,5 vezes o seu peso. Acrescentar o sal apenas para as preparações de arroz polido, parboilizado, integral, japonês, para risoto e trigo para quibe. A canjica deve ser cozida sem o sal e deve ser deixada de molho no dia anterior à aula. 3. Levar ao fogo em panela tampada e quando ferver abaixar a chama para cozinhar lentamente. Marcar o tempo. 4. Se necessário, juntar mais água (medir). 5. Retirar do fogo quando estiver gelatinizado. Medir a temperatura. 6. Pesar. Calcular o rendimento, o fator de cocção e a porção ideal.

— Repetir a operação refogando o arroz branco em 5 mL de óleo e, em seguida, acrescentando a água. Comparar os resultados com o arroz sem refogar.

Avaliação e Comentários
- Calcular a absorção de água para cada tipo de cereal utilizado.
- Por que a absorção se diferencia nos diferentes tipos de arroz?
- Explique o que é arroz parboilizado.
- Para que utilizamos trigo para quibe em UAN?
- Qual é o efeito de refogar o arroz?
- Comparar os diferentes tipos de arroz em relação ao rendimento, à qualidade nutricional e à aceitação.
- Fazer o Teste de Aceitabilidade.

b. Cuscuz de milho

Ingredientes	Quantidade	Técnica de Preparo
Flocos de milho pré-cozidos (tipo milharina) Sal Água Manteiga	80 g 0,5% 40 mL 10 g	1. Misturar os flocos de milho com o sal. Hidratar os flocos de milho com água em um refratário. Adicionar a água aos poucos. Caso seja necessário, acrescentar mais água e medir a quantidade adicionada. 2. Deixar descansar por aproximadamente 15 minutos. Colocar em uma cuscuzeira individual sem apertar a massa. 3. Cozinhar em banho-maria por 5 minutos. Colocar a manteiga por cima. 4. Calcular o rendimento, o fator de cocção e a porção ideal.

1.1.1. Forno combinado
a. Arroz polido no forno combinado

Ingredientes	Quantidade	Técnica de Preparo
Arroz polido Sal Óleo	100 g 0,5% 4 g	1. Pesar e medir todos os ingredientes. Pré-aquecer o forno no MODO VAPOR a 120°C por 5 minutos. 2. Enquanto isso, verter o arroz, o sal e o óleo em forma de alumínio redonda funda e misturar. Acrescentar água fria equivalente a 2 vezes o volume em relação ao peso dos grãos secos. 3. Programar o forno no MODO VAPOR a 100°C por 28 minutos. Colocar grade no forno combinado, pousar o recipiente sobre a grade e fechar a porta. Deixar cozinhar. Após um tempo, abrir a porta do forno com muito cuidado (VAPOR QUENTE!). 4. Retirar o recipiente com a ajuda de uma luva térmica. 5. Verificar se a água secou completamente e se o arroz está na consistência adequada. Pesar. Calcular o rendimento, o fator de cocção e a porção ideal.

1.2. Calor seco

a. Pipoca

Ingredientes	Quantidade	Técnica de Preparo
Milho para pipoca Óleo Sal	50 g 12 g 2%	1. Pesar e medir todos os ingredientes. 2. Colocar o óleo na panela e aquecer em fogo alto. 3. Adicionar o milho e tampar a panela. 4. Assim que iniciar a estourar, abaixar o fogo. Marcar o tempo. Adicionar o sal. 5. Calcular o rendimento, o fator de cocção e a porção ideal.

- Repetir o procedimento colocando o milho e o óleo para pipoca em um refratário de vidro que vá ao micro-ondas. Tampar com tampa própria para micro-ondas. Aquecer em potência alta por aproximadamente 3 minutos (atenção, o tempo de preparo varia de acordo com a potência e a regulação do micro-ondas). Caso seja necessário, aumentar o tempo de cocção. Adicionar o sal.
- Repetir o procedimento colocando o milho para pipoca SEM ADIÇÃO DE ÓLEO, em um refratário de vidro que vá ao micro-ondas. Tampar com tampa própria para micro-ondas. Aquecer em potência alta por aproximadamente 3 minutos (atenção, o tempo de preparo varia de acordo com a potência e a regulação do micro-ondas). Caso seja necessário, aumentar o tempo de cocção. Adicionar o sal.
- Fazer o experimento usando 1 pacote de pipoca natural para micro-ondas, seguindo as instruções da embalagem.

Avaliação e Comentários

- Comparar os dois métodos para a cocção de milho. Por que essas diferenças ocorrem?
- Comparar a composição nutricional dos quatro tipos de pipoca produzidos. Qual seria o mais recomendado?
- Fazer o Teste de Aceitabilidade.

b. Tapioca

Ingredientes	Quantidade	Técnica de Preparo
Polvilho doce Água Manteiga	100 g 60 g 5 g	1. Colocar o polvilho em um recipiente e aos poucos acrescentar a água. 2. Misturar com as mãos. 3. Passar a massa por uma peneira. 4. Aquecer uma frigideira antiaderente e espalhar a massa peneirada em camada fina, de forma a cobrir a frigideira. 5. Cozinhar até que fique unida e solta da frigideira e virar para o outro lado. Marcar o tempo de cocção. 6. Calcular o rendimento e o fator de cocção. 7. Verter em um prato e espalhar a manteiga por cima. Calcular a porção ideal.

Observação:

– Apesar de a tapioca ser produzida com polvilho, oriundo da mandioca, ela foi incluída nesse capítulo por ser um farináceo que se assemelha às farinhas de cereais.

Gelatinização do Amido

2.1. Variação de farinhas

Ingredientes	Quantidade	Técnica de Preparo
Leite integral	100 mL para cada preparação	1. Pesar e medir todos os ingredientes.
		2. Adicionar cada farinha e o açúcar a cada parte de leite (100 mL).
Açúcar refinado	6%	3. Levar ao fogo baixo, utilizando panelas pequenas, mexendo até completar a gelatinização, de acordo com as temperaturas do quadro abaixo.* Marcar o tempo.
Agente espessante		
1. Farinha de trigo	5%	
2. Farinha de milho	5%	4. Colocar em um prato e deixar esfriar.
3. Farinha de aveia	5%	5. Calcular o rendimento, o fator de cocção e a porção ideal para molho, mingau e sonda.
4. Fubá	5%	
5. Farinha de arroz	5%	
6. Amido de milho	5%	
7. Polvilho doce	5%	
8. Polvilho azedo	5%	

– Repetir a operação com a farinha de trigo e o amido de milho ajustando o percentual para 3% e mantendo as quantidades de leite e açúcar.
– Repetir a operação com a farinha de trigo e o amido de milho ajustando o percentual para 10% e mantendo as quantidades de leite e açúcar.

Temperaturas de gelatinização*

Alimento	Temperatura	Alimento	Temperatura
Farinha de trigo	77°C	Fubá	80°C
Farinha de milho	80°C	Farinha de arroz	74°C
Farinha de aveia	85°C	Amido de milho	70°C
Polvilho	74°C		

* A temperatura de gelatinização pode variar, portanto, caso seja necessário, continuar a cocção até que atinja a consistência esperada e marcar o tempo e a temperatura.

2.2. Farinhas dextrinizadas

Ingredientes	Quantidade	Técnica de Preparo
Leite Açúcar refinado Agente espessante 1. Farinha de trigo 2. Farinha de milho 3. Farinha de aveia 4. Fubá 5. Farinha de arroz 6. Amido de milho 7. Polvilho doce 8. Polvilho azedo	100 mL 6% 5% 5% 5% 5% 5% 5% 5% 5%	1. Pesar e medir todos os ingredientes. 2. Levar separadamente cada farinha ao fogo até ficar ligeiramente dourada. Deixar esfriar. Adicionar o leite e o açúcar. 3. Levar ao fogo, mexendo sempre, até completar a gelatinização, de acordo com a temperatura de cada farinha enumerada no quadro acima. Marcar o tempo. 4. Colocar em um prato e deixar esfriar. 5. Calcular o rendimento, o fator de cocção e a porção ideal para molho, mingau e via sonda.

– Repetir a operação com a farinha de trigo e o amido de milho, ajustando o percentual para 3% e mantendo as quantidades de leite e açúcar.
– Repetir a operação utilizando com a farinha de trigo e o amido de milho, ajustando o percentual para 10% e mantendo as quantidades de leite e açúcar.

Avaliação e Comentários

– Qual é o nome utilizado tecnologicamente para as farinhas torradas?
– Qual é o efeito do uso de farinhas torradas na gelatinização?
– Farinhas torradas possuem o mesmo valor nutricional de farinhas cruas?
– Qual é a porcentagem ideal de farinha para a elaboração de molho, mingau, via sonda e pudim?
– Qual é o efeito do açúcar nas diferentes concentrações de farinhas?
– Existe uma concentração de farinha e de açúcar mais adequada? Por quê?
– Podem-se usar as mesmas concentrações de farinhas cruas e torradas para uma mesma preparação (por exemplo: polenta)?
– Fazer o Teste de Aceitabilidade.

A consistência pode ser avaliada como:

Farinha (%)	Muito Ralo (Mamadeira)	Ralo (Mingau de Prato)	Consistente (Creme)	Muito Consistente (Creme de Corte)
Farinha de trigo				
Farinha de milho				
Farinha de aveia				
Fubá				
Farinha de arroz				
Amido de milho				
Polvilho				

Capítulo 7

Leguminosas

Erika Barbosa Camargo
Raquel Braz Assunção Botelho
Renata Puppin Zandonadi

Ao final da aula prática, o aluno deverá atingir os seguintes objetivos:
1. Identificar o rendimento e o tempo de cocção das diferentes leguminosas em diferentes procedimentos.
2. Preparar e comparar alimentos de origem vegetal com alto teor de proteína.
3. Demonstrar a produção de preparações obtidas a partir de leguminosas.
4. Comparar o efeito do remolho no rendimento das leguminosas.
5. Avaliar a aplicabilidade da fabricação de leite de soja em Unidades de Alimentação e Nutrição (UAN).

Observação:
1. As porcentagens dos condimentos citados na prática estão relacionadas à matéria-prima principal dos experimentos.
2. Para a realização do teste de aceitabilidade deverá ser utilizada a tabela a seguir, com notas atribuídas por meio de escala hedônica de nove pontos.

Alimento	Sabor	Cor	Odor	Textura	Aceitabilidade Geral

LEGUMINOSAS

1. Calor Úmido sob Pressão

1.1. Cocção de leguminosas com remolho

Ingredientes	Quantidade	Técnica de Preparo
Feijão preto Feijão carioca Grão-de-bico Lentilha	100 g 100 g 100 g 100 g	1. Pesar os ingredientes, lavar, colocar cada leguminosa de remolho em 500 mL de água na véspera da aula (10 a 12 horas). 2. No dia da aula, escorrer a água, pesar a leguminosa e calcular a absorção de água (índice de reidratação). 3. Para o grão-de-bico, separar a metade e retirar a película que envolve o grão. Pesar novamente. Na outra metade, deixar com a película. 4. Submeter à cocção (calor úmido sob pressão) as leguminosas com película e sem película e demais leguminosas em panelas separadas. Juntar a água para completar 3,5 vezes o volume em relação ao peso dos grãos secos. Depois de iniciada a eliminação do vapor na panela de pressão, abaixar o fogo e cozinhar por 2 a 3 minutos. Para a lentilha, cozinhar por 1 minuto. 5. Retirar a panela do fogo e deixar a pressão diminuir. Abrir com cuidado. 6. Se houver necessidade, acrescentar mais água (medir) até cobrir os grãos e reiniciar a cocção. Marcar o tempo. 7. Pesar o grão sem caldo e medir o caldo em proveta. Calcular o rendimento de cada leguminosa e a porção ideal com e sem caldo.

Observação:

– O feijão carioca deverá ser utilizado na preparação de tutu de feijão (item 4.1).

1.2. Cocção de leguminosas sem remolho

Ingredientes	Quantidade	Técnica de Preparo
Feijão preto Feijão carioca Grão-de-bico Lentilha	100 g 100 g 100 g 100 g	1. Pesar os ingredientes e lavar. 2. Colocar água na proporção de 6 vezes o volume dos grãos em panelas de pressão. Acrescentar os grãos separadamente. 3. Depois de iniciada a eliminação do vapor da panela, abaixar o fogo e cozinhar por 2 a 3 minutos. 4. Retirar a panela do fogo e deixar a pressão diminuir. Abrir com cuidado. 5. Se houver necessidade, acrescentar mais água (medir) e reiniciar a cocção. Marcar o tempo. 6. Pesar o grão sem caldo e medir o caldo em proveta. Calcular o rendimento de cada leguminosa e a porção ideal com e sem caldo.

1.3. Cocção de feijão com fervura prévia (remolho especial)

Ingrediente	Quantidade	Técnica de Preparo
Feijão carioca	100 g	1. Pesar e lavar o feijão. 2. Colocar água na proporção de 3 vezes o volume dos grãos em panela de pressão. 3. Juntar os grãos secos e levar ao fogo. Assim que levantar fervura, marcar 2 minutos e apagar a chama. 4. Deixar em repouso na mesma água por uma hora. Após esse tempo, levar a leguminosa à cocção sob pressão. 5. Depois de iniciada a eliminação do vapor da panela de pressão, abaixar o fogo e cozinhar por 2 a 3 minutos. 6. Retirar a panela do fogo e deixar a pressão diminuir. Abrir com cuidado. 7. Se houver necessidade, acrescentar mais água (medir) até cobrir os grãos e reiniciar a cocção. Marcar o tempo. 8. Pesar o grão sem caldo e medir o caldo em proveta. Calcular o rendimento e a porção ideal com e sem caldo.

Observação:

– O feijão carioca deverá ser utilizado na preparação de feijão refogado (item 4.2).

1.4. Feijão com remolho no forno combinado

Ingredientes	Quantidade	Técnica de Preparo
Feijão carioca Feijão preto Acesse o QRCode e visualize a imagem.	100 g 100 g	1. Pesar os ingredientes, lavar e colocar cada leguminosa de remolho em 500 mL de água na véspera da aula (10 a 12 horas). 2. No dia da aula, escorrer a água, pesar a leguminosa e calcular a absorção de água (índice de reidratação). Pré-aquecer o forno no MODO COMBINADO a 170°C por 5 minutos. 3. Enquanto isso, verter cada leguminosa em forma tipo pudim (sem furo no meio) e acrescentar água equivalente a 4,8 vezes o volume em relação ao peso dos grãos secos. 4. Programar o forno no MODO COMBINADO a 150°C por 90 minutos. Colocar a grade no forno combinado, pousar os recipientes sobre a grade e fechar a porta. Deixar cozinhar. 5. Após um tempo, abrir a porta do forno com muito cuidado (VAPOR QUENTE!!). Retirar os recipientes com a ajuda de uma luva térmica. 6. Pesar o grão sem caldo e medir o caldo em proveta. Calcular o rendimento de cada leguminosa e a porção ideal com e sem caldo.

Capítulo 7

Avaliação e Comentários

- Por que a água do remolho do item 1.1 não deve ser aproveitada para cocção? Qual o reflexo na qualidade nutricional desse alimento?
- Qual é o efeito da cocção do grão-de-bico com e sem película?
- Montar um quadro comparativo com os diferentes tempos de cocção, índices de reidratação, índice de absorção e fator de cocção.
- Comparar o rendimento e o tempo de cocção das leguminosas com remolho e sem remolho.
- Comparar a cor entre o feijão carioca com fervura prévia e com remolho tradicional.
- Qual é o efeito da técnica de fervura prévia na qualidade nutricional do feijão?
- A técnica de fervura prévia pode ser viável em UAN?
- Fazer o Teste de Aceitabilidade.

2. Soja

2.1. Extrato de soja

Ingredientes	Quantidade	Técnica de Preparo
Soja em grão Sal Açúcar refinado Água	100 g 1,5 g 25 g 2,5 L (0,5 L para remolho e 2 L para cocção)	1. Medir e pesar todos os ingredientes. 2. Pesar os grãos. Na véspera da aula, submeter a soja ao remolho em geladeira com 500 mL de água. No dia da aula, escorrer a água e pesar os grãos e calcular o índice de reidratação. 3. Cozinhar em panela de pressão com adição de 2 L de água por 10 minutos após pegar pressão. 4. Após a cocção sob pressão, bater os grãos no liquidificador com a água de cocção por 3 minutos. Levar ao fogo em chama alta até levantar fervura, abaixar a chama e ferver por 10 minutos, mexendo sempre. Deixar esfriar. 5. Coar em filtro de pano ou voal, espremendo bem. Reservar o resíduo para ser utilizado no item 2.2. 6. Levar o extrato novamente ao fogo adicionado do sal e do açúcar e ferver por 2 minutos. 7. Calcular o rendimento e a porção ideal.

2.2. Croquetes de massa de soja

Ingredientes	Quantidade	Técnica de Preparo
Resíduo de soja Cebola ralada Cheiro-verde Sal Ovo Farinha de trigo Farinha de rosca Óleo	Item 2.1 5 g 2 g 1% 1 unidade 10 g 80 g 300 g	1. Pesar todos os ingredientes. 2. Misturar ao resíduo as hortaliças picadas, sal, ovo e farinha de trigo. 3. Fazer os croquetes. Contar e pesar. 4. Passar os croquetes na farinha de rosca e pesar novamente. 5. Fritar em óleo quente, retirar do óleo e colocar em papel absorvente. Pesar os croquetes. Marcar o tempo. Medir o óleo antes e depois da cocção. 6. Após fritar os bolinhos, colocá-los em papel absorvente para remover o excesso de óleo. 6. Calcular o rendimento, o fator de cocção e a porção ideal.

2.3. Soja especial

Ingredientes	Quantidade	Técnica de Preparo
Soja em grão Sal Água	100 g 2% 300 mL	1. Pesar a soja. 2. Na véspera da aula, submeter a soja ao remolho. 3. No dia da aula, escorrer a água. Pesar os grãos. Calcular o índice de reidratação. Retirar a película. Colocar em uma assadeira e levar ao forno a 200ºC por aproximadamente 30 minutos. A soja tem que ficar crocante (igual a amendoim). Temperar com sal. 4. Calcular o rendimento, o fator de cocção e a porção ideal.

Avaliação e Comentários

– Calcular o valor nutricional do amendoim comum e comparar com a soja
torrada.
– Pode-se substituir o leite de vaca pelo leite de soja? Em que contexto?
– Qual é a porcentagem de absorção de óleo dos croquetes de soja?
– Os croquetes podem ser utilizados como guarnição?
– Fazer o Teste de Aceitabilidade.

3. Feijão-Fradinho

3.1. Salada

Ingredientes	Quantidade	Técnica de Preparo
Feijão-fradinho Tomate Cebola Cheiro-verde Sal Azeite Água (cocção)	50 g 2 unidades peq. ½ unidade peq. 4 g 0,5% 5 mL 200 mL	1. Pesar e medir todos os ingredientes. No dia anterior à aula, colocar o feijão de remolho em 250 mL de água (10 a 12 horas). 2. No dia da aula, escorrer a água e pesar o feijão. Calcular o índice de reidratação. 3. Submeter à cocção (calor úmido sob pressão) com 200 mL de água. Depois de iniciada a liberação do vapor na panela de pressão, abaixar o fogo e cozinhar por 2 a 3 minutos. 4. Retirar a panela do fogo e deixar a pressão diminuir. Abrir com cuidado. Cuidado para não deixar o grão excessivamente cozido. Pesar após a cocção. Reservar. 5. Higienizar o tomate e o cheiro-verde. 6. À parte, retirar as sementes do tomate e picar à francesa. Picar a cebola e o cheiro-verde. 7. Misturar todos os ingredientes, juntamente com o sal e o azeite. 8. Pesar a preparação e definir a porção ideal. Levar à geladeira.

Capítulo 7

3.2. Acarajé

Ingredientes	Quantidade	Técnica de Preparo
Feijão-fradinho Cebola Sal Azeite de dendê	100 g ½ cebola peq. 0,5% 400 mL	1. Pesar e medir todos os ingredientes. 2. Deixar o feijão de remolho por 6 horas. Calcular o índice de reidratação. Remover a película externa do feijão. Deixar escorrendo em uma peneira. 3. Quando estiver seco, levar o feijão, a cebola e o sal ao processador. Triturar até que fique com consistência de massa. 4. Aquecer o azeite de dendê em fogo médio. Com a massa, fazer bolinhos com o auxílio de uma colher de sopa e colocar para fritar. Quando estiver corado, retirar e escorrer em guardanapo. Medir o azeite de dendê e calcular o percentual de absorção do azeite de dendê. 5. Pesar a preparação. Calcular o rendimento, o fator de cocção e a porção ideal.

Avaliação e Comentários

- Que outra leguminosa poderia ser utilizada na preparação de saladas?
- Quais são os cuidados necessários quando se utilizam saladas com leguminosas na elaboração de cardápios?
- Qual é a porcentagem de absorção do azeite de dendê nos acarajés?
- Que outros tipos de preparações podem ser elaborados com leguminosas? Cite pelo menos cinco exemplos.
- Fazer o Teste de Aceitabilidade.

4. Preparações com Feijão Carioca

4.1. Tutu de feijão

Ingredientes	Quantidade	Técnica de Preparo
Feijão carioca cozido Bacon Farinha de milho fina Cheiro-verde Alho Sal	Item 1.1 20 g 10 g 5 g 0,5 g 1 g	1. Bater o feijão cozido no liquidificador. 2. Fritar o bacon na própria gordura e acrescentar o alho até dourar. Adicionar o feijão batido, o cheiro-verde e o sal. Deixar ferver. 3. Após a fervura, acrescentar aos poucos a farinha de milho. 4. Calcular o rendimento e a porção ideal da preparação.

4.2. Feijão refogado

Ingredientes	Quantidade	Técnica de Preparo

Feijão carioca cozido
Sal
Alho
Cebola
Óleo
	Item 1.3
	1%
	1%
	5 g
	2%
		1. Pesar todos os ingredientes.
		2. Refogar a cebola e o alho no óleo.
		3. Acrescentar o feijão (com caldo) e o sal e deixar cozinhar
		    por 2 minutos (se necessário, acrescentar mais água e
		    medir).
		4. Calcular o rendimento e a porção ideal.

Avaliação e Comentários

– Qual a diferença entre o índice de absorção do feijão e o fator de cocção no tutu de feijão e no feijão refogado?
– Seria possível preparar um tutu de feijão sem a adição de farinha? Por quê?
– Qual o percentual de sal e de óleo no feijão refogado?

5. Homus (Pasta de Grão-de-bico)

Ingredientes	Quantidade	Técnica de Preparo

Grão-de-bico
Azeite de oliva
Suco de limão
Gergelim
Água quente
Sal
Pimenta-do-reino
	200 g
	15 g
	40 mL
	12 g
	60 g
	2 g
	1 g
		1. Deixar o grão-de-bico de remolho de um dia para o outro
		    (em geladeira).
		2. Cozinhar em panela de pressão por 15 a 20 minutos até ficar
		    bem macio. Reservar.
		3. Passar o gergelim em uma frigideira quente até tostar
		    levemente. Bater o gergelim com a água quente.
		4. Liquidificar a pasta de gergelim com o grão-de-bico, o suco
		    de limão, o azeite, o sal e a pimenta até homogeneizar.
		5. Manter em geladeira.

Capítulo 7

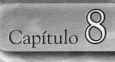

Capítulo 8

Agentes de Crescimento

Erika Barbosa Camargo
Raquel Braz Assunção Botelho
Renata Puppin Zandonadi

Ao final da aula prática, o aluno deverá atingir os seguintes objetivos:
1. Utilizar fermento biológico e verificar suas propriedades.
2. Avaliar as diferenças obtidas pela modificação da concentração de ingredientes em bolos à base de farinha de trigo.
3. Produzir e identificar a presença e a propriedade do glúten.
4. Observar o efeito dos diferentes agentes de crescimento.
5. Avaliar a possibilidade de produzir preparações sem glúten.

Observação:
1. As porcentagens dos condimentos citados na prática estão relacionadas à matéria-prima principal dos experimentos.
2. Para a realização do teste de aceitabilidade deverá ser utilizada a tabela a seguir, com notas atribuídas por meio de escala hedônica de nove pontos.

Alimento	Sabor	Cor	Odor	Textura	Aceitabilidade Geral

AGENTE DE CRESCIMENTO

1. Obtenção do Glúten da Farinha de Trigo

Ingredientes	Quantidade	Técnica de Preparo
Farinha de trigo Fubá	250 g 250 g	1. Acrescentar água à farinha de trigo e ao fubá, separadamente, até formar uma massa dura (medir a quantidade de água utilizada para a formação da massa). 2. Em seguida, amassar sob filete de água até a eliminação total do amido (lavar com água até que a água fique transparente). 3. Após a obtenção de uma massa elástica, pesar. 4. Assar metade da massa durante 15 minutos em forno a 200°C. 5. Anotar o peso do glúten assado e depois de frio. Calcular o fator de cocção.

Observação:

– O glúten úmido contém cerca de 2/3 de água e 1/3 de massa seca.
– De acordo com esses dados, calcular a quantidade de glúten da farinha usada e dos outros constituintes.
– Compare os resultados obtidos com a farinha de trigo e o fubá.

2. Efeito do Fermento Biológico no Pão

Ingredientes	Quantidade	Técnica de Preparo
Fermento biológico seco Leite integral Açúcar refinado Sal Farinha de trigo Manteiga Ovo Gema (para pincelar) Manteiga para untar	5 g 270 mL 50 g 3 g 500 g 40 g 1 unidade 1 unidade	1. Pesar todos os ingredientes. 2. Dissolver o fermento com parte do leite, que deve estar à temperatura de 35°C (medir com o termômetro). 3. Colocar a farinha de trigo, o açúcar, o sal, a manteiga e o ovo em recipiente e acrescentar o fermento dissolvido em leite. Sovar a massa. 4. Reservar por 20 minutos. 5. Untar um tabuleiro com manteiga. Fazer bolinhas com a massa e colocar sobre o tabuleiro. Reservar por mais 45 minutos. A massa deverá dobrar de volume. 6. Pincelar as bolinhas com gema e levar ao forno à temperatura de 220°C por 20 a 30 minutos. 7. Pesar. Calcular o rendimento, o fator de cocção e a porção ideal.

Avaliação e Comentários

– Por que a temperatura para dissolver o fermento deve ser de 35°C?
– Calcular a porcentagem de cada ingrediente e comparar com dados da teoria.
– Qual é o tipo de massa formada?
– Fazer o Teste de Aceitabilidade.

3. Bolos

3.1. Receita padrão com manipulação rápida

Ingredientes	Quantidade	Técnica de Preparo
Farinha de trigo	100 g	1. Pesar e peneirar a farinha, o sal e o açúcar.
Fermento químico	3 g	2. Acrescentar manteiga à temperatura ambiente aos
Sal	1 g	ingredientes secos previamente peneirados.
Açúcar refinado	80 g	3. Juntar o leite e bater durante 1 minuto na batedeira com
Manteiga	30 g	velocidade baixa e 1 minuto em velocidade média.
Leite integral	50 g	4. Acrescentar o ovo e misturar por mais 2 minutos em
Ovo	1 unidade	velocidade média. Acrescentar o fermento químico e misturar
Manteiga para	3 g	a massa até que fique homogênea.
untar		5. Untar com manteiga e enfarinhar a forma.
Farinha de trigo	5 g	6. Colocar as formas em forno pré-aquecido a 180°C e assar a
(forma)		180°C por aproximadamente 30 minutos.
		7. Aguardar 10 minutos para desenformar.
		8. Calcular o rendimento, o fator de cocção e a porção ideal.

4. Variação da Quantidade dos Ingredientes

4.1. Quantidade de açúcar

– Preparar 2 bolos a partir da receita padrão, usando as seguintes quantidades de açúcar:
  a. 30 g.
  b. 150 g.
*Avaliar as preparações entre si e com o padrão.

4.2. Diferentes partes dos ovos

– Preparar 2 bolos a partir da receita padrão, usando as seguintes partes dos ovos:
  a. 2 claras.
. b. 2 gemas.
*Avaliar as preparações entre si e com o padrão.

4.3. Quantidade de gorduras (manteiga)

– Preparar 2 bolos a partir da receita padrão, usando as seguintes quantidades de gordura:
  a. Sem gordura.
  b. 52 g.
*Avaliar as preparações entre si e com o padrão.

4.4. Quantidade de leite

– Preparar 2 bolos a partir da receita padrão, usando as seguintes quantidades de leite:
  a. Sem leite.
  b. 100 g.
*Avaliar as preparações entre si e com o padrão.

Capítulo 8

4.5. Quantidade de fermento químico

– Preparar 2 bolos a partir da receita básica, usando as seguintes quantidades de fermento:
a. Sem fermento.
b. 20 g.
*Avaliar as preparações entre si e com o padrão.

Avaliação e Comentários

– Ocorrendo mudança na adição dos ingredientes, iniciando-se com creme de manteiga, gema e açúcar; em seguida, os ingredientes secos e, por último, a clara batida, haveria alguma alteração no produto final do ponto de vista do grupo?
– Comparar o efeito da variação das concentrações de açúcar, ovo, leite, margarina e fermento e descrever a função teórica de cada ingrediente.
– Montar quadro comparativo entre o bolo da receita padrão e os demais, analisando os seguintes itens:
• *Crosta:* nivelada, abaulada ou normal.
• *Cor:* escura, clara, normal.
• *Estrutura:* fraca, resistente.
• *Granulação:* aberta, fechada, homogênea.
• *Sabor:* bom, prejudicado, normal.
– Calcular as porcentagens de ingredientes da receita padrão e comparar com os dados fornecidos pela literatura.
– Fazer Teste de Aceitabilidade.

5. Bombas e/ou Carolinas

Ingredientes	Quantidade	Técnica de Preparo
Água	180 mL	1. Aquecer o forno a 200ºC.
Manteiga	100 g	2. Levar a água e a margarina para ferver.
Farinha de trigo	140 g	3. Acrescentar a farinha de trigo, toda de uma vez, mexendo
Ovos	4 unidades	vigorosamente (ainda no fogo).
		4. Abaixar o fogo e cozinhar por mais 1 minuto até formar uma bola.
		5. Retirar do fogo e deixar amornar.
		6. Juntar os ovos um a um, batendo cada vez até ficarem totalmente incorporados à massa.
		7. Colocar na assadeira untada usando saco de confeitar. Fazer formatos de bombas e/ou carolinas.
		8. Levar ao forno quente (200ºC). Assar até que fiquem bem crescidas, douradas e secas. Marcar o tempo.
		9. Deixar esfriar. Pesar.
		10. Calcular o rendimento, o fator de cocção e a porção ideal. Rechear (sorvete, chocolate, cremes doces ou salgados).

Avaliação e Comentários

- Observar a diferença entre a massa da bomba e a massa do bolo. O que aconteceu?
- Calcular a porcentagem dos ingredientes e comparar com a porcentagem teórica dos bolos.
- Você recomendaria essa preparação para uso em UAN? Por quê?
- Fazer o Teste de Aceitabilidade.

6. Bolo Esponja (Pão de Ló)

Ingredientes	Quantidade	Técnica de Preparo
Ovo	6 unidades	1. Pesar todos os ingredientes.
Açúcar refinado	90 g	2. Separar as gemas das claras.
Farinha de trigo	100 g	3. Bater as claras em neve e reservar.
Doce de leite	1 lata pequena	4. Bater as gemas com o açúcar até ficar bem claro.
Açúcar para	10 g	5. Acrescentar as claras às gemas, mexendo manualmente sem bater.
polvilhar		6. Juntar a farinha de trigo, revolvendo delicadamente.
Óleo para untar	8 g	7. Pincelar uma assadeira grande com óleo vegetal, forrar com papel-manteiga e pincelar novamente. Verter a massa sobre a assadeira, nivelando-a bem.
		8. Assar em forno a 200°C por 15 a 20 minutos.
		9. Virar sobre o pano polvilhado com açúcar. Rechear com o doce de leite. Enrolar ainda morno para não quebrar.
		10. Calcular o rendimento, o fator de cocção e a porção ideal.

Avaliação e Comentários

- Calcular a porcentagem dos ingredientes e comparar com a porcentagem do bolo da receita padrão.
- Qual é a diferença estrutural entre o bolo da receita padrão e o bolo esponja?
- Fazer o Teste de Aceitabilidade.

7. Bolo sem Glúten

Ingredientes	Quantidade	Técnica de Preparo
Ovo	6 unidades	1. Pesar todos os ingredientes.
Coco ralado	50 g	2. Bater tudo no liquidificador, exceto o fermento.
Manteiga	100 g	3. Adicionar o fermento à massa, despejar a mistura em fôrma untada com óleo e assar em forno médio (180°C). Marcar o tempo de cocção.
Chocolate em pó	80 g	
Açúcar refinado	80 g	
Fermento químico	10 g	4. Pesar a preparação. Calcular o rendimento, o fator de cocção e a porção ideal.
Óleo para untar	O quanto baste	

Avaliação e Comentários

- Qual é o efeito da ausência do glúten na estrutura do bolo?
- Em qual contexto utiliza-se preparação sem glúten? Por quê?
- Calcular o valor calórico da porção.
- Fazer o Teste de Aceitabilidade.

8. Pão de Queijo com Iogurte

Ingredientes	Quantidade	Técnica de Preparo
Iogurte natural	170 g	1. Bater no liquidificador os 4 primeiros ingredientes.
Ovos	3 unidades	2. Juntar em uma vasilha a mistura com o queijo e ir
Sal*	3 g	colocando aos poucos o polvilho.
Manteiga	50 g	3. Amassar com as mãos para homogeneizar e deixar
Queijo meia cura ralado	500 g	descansar por 10 minutos.
Polvilho doce	450 g	4. Fazer bolinhas, colocar em assadeira sem untar e
		levar ao forno a 200ºC. Quando corar, retirar e pesar a
		preparação.
		5. Calcular o rendimento, o fator de cocção e a porção
		ideal.

– Sugestão: Partir a massa em 4 pedaços e adicionar diferentes ingredientes em cada uma das partes (alho, orégano, linguiça calabresa moída [aprox. 50 g] e cheiro-verde).

* Se o queijo estiver salgado, não acrescentar o sal.

Avaliação e Comentários

– Qual é o agente de crescimento utilizado nesta preparação?
– Por que se utiliza polvilho na elaboração do pão de queijo?
– Fazer o Teste de Aceitabilidade.

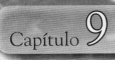

Capítulo 9

Hortaliças e Frutas

Erika Barbosa Camargo
Raquel Braz Assunção Botelho
Renata Puppin Zandonadi

Ao final da aula prática, o aluno deverá atingir os seguintes objetivos:
1. Avaliar os efeitos dos métodos e tempos de cocção sobre a cor, o sabor e a textura de hortaliças.
2. Determinar o efeito da modificação do pH sobre a cor, o sabor e a textura de hortaliças.
3. Analisar o efeito do branqueamento no processo de escurecimento enzimático.
4. Analisar o efeito do pH e da água no retardamento do escurecimento enzimático.
5. Comparar o rendimento de hortaliças submetidas a diferentes métodos de cocção.
6. Determinar o efeito dos diferentes graus de concentração de frutas na produção de bebidas lácteas.

Observação:
1. As porcentagens dos condimentos citados na prática estão relacionadas à matéria-prima principal dos experimentos.
2. Para a realização do teste de aceitabilidade deverá ser utilizada a tabela a seguir, com notas atribuídas por meio de escala hedônica de nove pontos.

Alimento	Sabor	Cor	Odor	Textura	Aceitabilidade Geral

HORTALIÇAS E FRUTAS

1. Variação do Método de Cocção para Diferentes Pigmentos

1.1. Carotenoides

Ingredientes	Quantidade	Técnica de Preparo
Cenoura Água	50 g 200 mL	1. Pesar, limpar e pesar. Calcular o fator de correção. Cortar em cubos. 2. Aquecer a água até a ebulição. Adicionar a cenoura (panela sem tampa). Assim que a ebulição reiniciar, abaixar a chama e cozinhar por 15 minutos. 3. Se necessário, adicionar mais água (medindo). Verificar se o tempo foi suficiente para a cocção. 4. Pesar depois da cocção. Calcular o fator de cocção. 5. Calcular o rendimento e a porção ideal.

– Repetir a operação utilizando panela com tampa por 15 minutos.
– Repetir a operação utilizando panela sem tampa, adicionando 400 mL de água por 15 minutos.
– Repetir a operação utilizando cocção em calor úmido sob pressão (panela de pressão) por 2 minutos após o início da liberação de vapor.
– Repetir a operação submetendo a cenoura a 35 minutos de cocção a vapor (após o início da liberação de vapor).

1.2. Clorofila

Ingredientes	Quantidade	Técnica de Preparo
Brócolis Água	50 g 100 mL	1. Pesar, limpar e pesar. Calcular o fator de correção. Cortar cada flor em 4 partes. 2. Aquecer a água até a ebulição. Adicionar o brócolis (panela sem tampa). Assim que a ebulição reiniciar, abaixar a chama e cozinhar por 7 minutos. 3. Se necessário, adicionar mais água (medindo). Verificar se o tempo foi suficiente para a cocção. 4. Pesar depois da cocção. Calcular o fator de cocção. 5. Calcular o rendimento e a porção ideal.

– Repetir a operação utilizando panela com tampa por 7 minutos.
– Repetir a operação utilizando panela sem tampa, adicionando 400 mL de água por 7 minutos.
– Repetir a operação utilizando cocção em calor úmido sob pressão (panela de pressão) por 1 minuto após o início da liberação de vapor.
– Repetir a operação submetendo o brócolis à cocção a vapor por 20 minutos após o início da liberação de vapor.

1.3. Antocianina

Ingredientes	Quantidade	Técnica de Preparo
Repolho roxo Água	50 g 100 mL	1. Pesar, limpar e pesar. Calcular o fator de correção. Cortar em tiras. 2. Aquecer a água até a ebulição. Adicionar o repolho roxo (panela sem tampa). Assim que a ebulição reiniciar, abaixar a chama e cozinhar por 8 minutos. 3. Se necessário, adicionar mais água (medindo). Verificar se o tempo foi suficiente para a cocção. 4. Pesar depois da cocção. Calcular o fator de cocção. 5. Calcular o rendimento e a porção ideal.

— Repetir a operação utilizando panela com tampa por 8 minutos.
— Repetir a operação utilizando panela sem tampa, adicionando 400 mL de água por 8 minutos.
— Repetir a operação utilizando cocção em calor úmido sob pressão (panela de pressão) por 1 minuto após o início da liberação de vapor.
— Repetir a operação submetendo o repolho à cocção a vapor por 20 minutos após o início da liberação de vapor.

1.4. Antoxantina

Ingredientes	Quantidade	Técnica de Preparo
Repolho branco Água	50 g 100 mL	1. Pesar, limpar e pesar. Calcular o fator de correção. Cortar em tiras. 2. Aquecer a água até a ebulição. Adicionar o repolho branco (panela sem tampa). Assim que a ebulição reiniciar, abaixar a chama e cozinhar por 8 minutos. 3. Se necessário, adicionar mais água (medindo). Verificar se o tempo foi suficiente para a cocção. 4. Pesar depois da cocção. Calcular o fator de cocção. 5. Calcular o rendimento e a porção ideal

— Repetir a operação utilizando panela com tampa por 8 minutos.
— Repetir a operação utilizando panela sem tampa, adicionando 400 mL de água por 8 minutos.
— Repetir a operação utilizando cocção em calor úmido sob pressão (panela de pressão) por 1 minuto após o início da liberação de vapor.
— Repetir a operação submetendo o repolho branco à cocção a vapor por 20 minutos após o início da liberação de vapor.

1.5. Betalaína

Ingredientes	Quantidade	Técnica de Preparo
Beterraba Água	50 g 200 mL	1. Pesar, limpar e pesar. Calcular o fator de correção. Cortar em cubos. 2. Aquecer a água até a ebulição. Adicionar a beterraba (panela sem tampa). Assim que a ebulição reiniciar, abaixar a chama e cozinhar por 20 minutos. 3. Se necessário, adicionar mais água (medindo). Verificar se o tempo foi suficiente para a cocção. 4. Pesar depois da cocção. Calcular o fator de cocção. 5. Calcular o rendimento e a porção ideal

– Repetir a operação utilizando panela com tampa por 20 minutos.
– Repetir a operação utilizando panela sem tampa, adicionando 400 mL de água por 20 minutos.
– Repetir a operação utilizando cocção em calor úmido sob pressão (panela de pressão) por 3 minutos após o início da liberação de vapor.
– Repetir a operação submetendo a beterraba à cocção a vapor por 35 minutos após o início da liberação de vapor.

Avaliação e Comentários

– Quais são os efeitos do volume da água de cocção sobre cada pigmento presente nas hortaliças?
– Quais são os efeitos causados à cor e ao sabor das hortaliças ao se tampar a panela?
– Quais são as vantagens e desvantagens do uso de calor úmido sob pressão em cada um dos pigmentos?
– Por que se devem adicionar as hortaliças à água já em ebulição?
– Qual é o impacto nutricional obtido pela cocção nas hortaliças?
– Fazer o Teste de Aceitabilidade para cada hortaliça com seus respectivos métodos de cocção.

2. Variação do pH para Diferentes Pigmentos

2.1. Carotenoides

Ingredientes	Quantidade	Técnica de Preparo
Cenoura Água Suco de limão	50 g 200 mL 3 mL	1. Pesar, limpar e pesar. Calcular o fator de correção. Cortar em cubos. 2. Aquecer a água até a ebulição. Adicionar a cenoura (panela sem tampa) e o suco. Assim que a ebulição reiniciar, abaixar a chama e cozinhar por 15 minutos. Se necessário, adicionar mais água (medindo). Verificar se o tempo foi suficiente para a cocção. 3. Pesar depois da cocção. 4. Calcular o fator de cocção.

– Repetir a operação adicionando 0,5 g de bicarbonato de sódio à água em ebulição, sem o limão.

2.2. Clorofila

Ingredientes	Quantidade	Técnica de Preparo
Brócolis Água Suco de limão	50 g 100 mL 3 mL	1. Pesar, limpar e pesar. Calcular o fator de correção. Cortar cada flor em 4 partes. 2. Aquecer a água até a ebulição. Adicionar o brócolis (panela sem tampa) e o suco. Assim que a ebulição reiniciar, abaixar a chama e cozinhar por 7 minutos. 3. Se necessário, adicionar mais água (medindo). Verificar se o tempo foi suficiente para a cocção. 4. Pesar depois da cocção. Calcular o fator de cocção. 5. Calcular o rendimento e a porção ideal.
— Repetir a operação adicionando 0,5 g de bicarbonato de sódio à água em ebulição, sem o limão.		

2.3. Antocianina

Ingredientes	Quantidade	Técnica de Preparo
Repolho roxo Água Suco de limão	50 g 100 mL 3 mL	1. Pesar, limpar e pesar. Calcular o fator de correção. Cortar em tiras. 2. Aquecer a água até a ebulição. Adicionar o repolho roxo (panela sem tampa) e o suco. Assim que a ebulição reiniciar, abaixar a chama e cozinhar por 8 minutos. Se necessário, adicionar mais água (medindo). Verificar se o tempo foi suficiente para a cocção. 3. Pesar depois da cocção. Calcular o fator de cocção. Calcular o rendimento e a porção ideal.
— Repetir a operação adicionando 0,5 g de bicarbonato de sódio à água em ebulição, sem o limão.		

2.4. Antoxantina

Ingredientes	Quantidade	Técnica de Preparo
Repolho branco Água Suco de limão	50 g 100 mL 3 mL	1. Pesar, limpar e pesar. Calcular o fator de correção. Cortar em tiras. 2. Aquecer a água até a ebulição. Adicionar o repolho branco (panela sem tampa) e o suco. Assim que a ebulição reiniciar, abaixar a chama e cozinhar por 8 minutos. 3. Se necessário, adicionar mais água (medindo). Verificar se o tempo foi suficiente para a cocção. 4. Pesar depois da cocção. Calcular o fator de cocção. 5. Calcular o rendimento e a porção ideal
— Repetir a operação adicionando 0,5 g de bicarbonato de sódio à água em ebulição, sem o limão.		

2.5. Betalaína

Ingredientes	Quantidade	Técnica de Preparo
Beterraba Água Suco de limão	50 g 200 mL 3 mL	1. Pesar, limpar e pesar. Calcular o fator de correção. Cortar em cubos. 2. Aquecer a água até a ebulição. Adicionar a beterraba (panela sem tampa) e o suco. Assim que a ebulição reiniciar, abaixar a chama e cozinhar por 20 minutos. 3. Se necessário, adicionar mais água (medindo). Verificar se o tempo foi suficiente para a cocção. 4. Pesar antes e depois da cocção. Calcular o fator de cocção. 5. Calcular o rendimento e a porção ideal
— Repetir a operação adicionando 0,5 g de bicarbonato de sódio à água em ebulição, sem o limão.		

Avaliação e Comentários

– Qual o pigmento que não é afetado de forma perceptível pela alteração de pH?
– Qual é o impacto nutricional da utilização de bicarbonato de sódio para a cocção de hortaliças? Você recomendaria sua utilização em UAN? Explique.
– A água de cocção pode ser utilizada para outros fins? Quais?
– Preencher a tabela com as cores dos pigmentos antes e após a modificação de pH:

Pigmento	Padrão	Meio Alcalino	Meio Ácido
Carotenoides			
Clorofila			
Antocianina			
Antoxantina			
Betalaína			

3. Cocção da Batata-Inglesa

3.1. Calor úmido

Ingredientes	Quantidade	Técnica de Preparo
Batata-inglesa Sal Água	1 unidade média 1% 400 mL	1. Pesar, descascar, pesar e calcular o fator de correção. 2. Lavar, cortar em 4 partes e submeter a cocção até que fique macia (espetar com um garfo para ver a consistência). Se necessário, adicionar mais água (medir). Marcar o tempo. 3. Escorrer a água. 4. Pesar e calcular o fator de cocção. 5. Calcular o rendimento e a porção ideal.

3.2. Calor seco – forno

Ingredientes	Quantidade	Técnica de Preparo
Batata-inglesa	1 unidade média	1. Pesar, lavar bem e manter a casca. Cortar em 4 partes. 2. Embrulhar cada parte em papel de alumínio. Furar a superfície com o auxílio de um garfo. 3. Colocar no forno a 200°C para assar até ficar macia. Marcar o tempo. 4. Desembrulhar, deixar esfriar, pesar e descascar. Pesar as batatas descascadas. Calcular o fator de correção e de cocção. 5. Calcular o rendimento e a porção ideal.

3.3. Calor seco – fritura

Ingredientes	Quantidade	Técnica de Preparo
Batata-inglesa Óleo	1 unidade média 300 mL	1. Pesar, descascar e pesar. Calcular o fator de correção. 2. Lavar e cortar em 4 partes. 3. Aquecer o óleo até 170°C e fritar as batatas. Marcar o tempo. 4. Após a fritura, dispor as batatas sobre papel absorvente para que o excesso de óleo seja retirado. Pesar e calcular o fator de cocção. 5. Medir o óleo antes e após a cocção. 6. Calcular o rendimento e a porção ideal.

3.4. Micro-ondas

Ingredientes	Quantidade	Técnica de Preparo
Batata-inglesa Sal	1 unidade média 1%	1. Pesar, lavar, furar com um garfo e submeter à cocção em micro-ondas por 5 minutos em potência alta tampado. Deixar descansar por mais 2 minutos. 2. Pesar, retirar a casca e pesar. Calcular o fator de correção e de cocção. 3. Calcular o rendimento e a porção ideal.

Avaliação e Comentários

- Qual é a diferença entre o rendimento para cada método de cocção para a batata?
- Qual é a porcentagem de absorção de óleo na batata frita?
- Qual é o pigmento encontrado na batata? Existe modificação deste nos diferentes métodos de cocção?
- Fazer o Teste de Aceitabilidade.

4. Efeito da Oxidação e do Branqueamento

4.1. Batatas cruas

Ingredientes	Quantidade	Técnica de Preparo
Batata	1 unidade grande	1. Pesar, lavar, descascar, cortar em cubos e dividir em 4 grupos. 2. Expor o primeiro grupo ao ar por 45 minutos. 3. Branquear o segundo grupo e expor ao ar por 45 minutos. 4. Colocar o terceiro grupo submerso em água por 45 minutos. 5. Colocar o quarto grupo submerso em 30 mL de suco de limão.

Observação:

– *Branqueamento:* levar 250 mL de água à ebulição. Adicionar a batata e esperar nova ebulição. Neste momento, marcar 1,5 minuto. Retirar da água e fazer choque térmico com água gelada (se necessário, utilizar gelo). Após resfriamento, retirar da água e deixar secar.

Avaliação e Comentários

– Comparar a cor das batatas cruas nos três grupos. Alguma diferença foi observada? Por que essas diferenças ocorreram?
– Caso houvesse atraso na cocção da batata em UAN, você indicaria a imersão das batatas em água? Por quê?
– Que composto químico está envolvido no escurecimento enzimático?

5. Leite com Frutas

Ingredientes	Quantidade	Técnica de Preparo
Leite integral Maçã Açúcar	100 mL 20% 6%	1. Pesar e medir todos os ingredientes. 2. Colocar o leite e a fruta no liquidificador e bater. Dividir em duas partes iguais e juntar o açúcar a uma delas. 3. Observar se houve decantação no momento do preparo e após 15 minutos. 4. Estimar o rendimento e a porção ideal.
– Repetir a operação usando maçã a 30% e 50%. – Repetir a operação substituindo a maçã por banana a 20%, 30% e 50% – Repetir a operação substituindo a maçã por mamão a 20%, 30% e 50%		

Avaliação e Comentários

– Estipular uma receita básica para uma vitamina com as três frutas citadas.
– Qual é o efeito da adição do açúcar na decantação?
– Caso colocássemos a mesma porcentagem de diversas frutas em bebidas, alcançaríamos os mesmos resultados?
– Alguma vitamina produzida apresentou mudança de cor após 15 minutos? Por quê?
– Fazer o Teste de Aceitabilidade.

6. Cocção de Frutas

6.1. Abacaxi assado

Ingredientes	Quantidade	Técnica de Preparo
Abacaxi Água Canela Açúcar cristal Óleo	1 fatia média 15 mL 0,5 g 4 g 2 g	1. Pesar os ingredientes. 2. Aquecer o forno a 200°C. 3. Colocar uma fatia de abacaxi descascado em um tabuleiro pequeno untado com óleo. Misturar a água, o açúcar e a canela e colocar sobre o abacaxi. 4. Colocar no forno e cozinhar por 16 minutos, virando a fatia de abacaxi aos 8 minutos.

– Repetir a operação aquecendo uma frigideira com o óleo e colocando o abacaxi para grelhar em fogo baixo por 5 minutos de cada lado.

7. Sucos/Refrescos

7.1. Laranja

Ingredientes	Quantidade	Técnica de Preparo
Laranja	6 unidades (2 para cada técnica de preparo)	1. Pesar os ingredientes. 2. Espremer as laranjas em espremedor elétrico, pesar e verter em um copo. 3. Calcular o fator de correção.

– Repetir a operação descascando duas laranjas, removendo os caroços e batendo as duas laranjas no liquidificador com 250 mL de água (não coar). Caso seja necessário adicionar mais água, medir a quantidade de água adicionada.
– Repetir a operação descascando duas laranjas, removendo os caroços e batendo as duas laranjas no liquidificador com 250 mL de água. Coar o suco e verter em um copo. Caso seja necessário adicionar mais água, medir a quantidade de água adicionada.
– Preparar o suco de laranja em pó seguindo a instrução do rótulo.

Avaliação e Comentários

– Comparar o sabor, o rendimento e a composição nutricional dos diferentes tipos de suco de laranja.
– Comparar suco e refresco.
– Fazer o Teste de Aceitabilidade.

8. Forno Combinado

8.1. Brócolis, cenoura e beterraba no forno combinado

Ingredientes	Quantidade	Técnica de Preparo

Brócolis
Cenoura
Beterraba
	50 g
	50 g
	50 g
		1. Pesar, limpar e pesar. Calcular o fator de correção. Cortar cada flor de brócolis em 4 partes. Cortar cenoura e beterraba transversalmente, com tamanho aproximado de 2 cm.
		2. Pré-aquecer o forno no MODO COMBINADO a 120°C por 5 minutos.
		3. Colocar pedaços na forma perfurada própria, organizando da seguinte forma:
		  – Beterraba em uma das extremidades da forma, mais separada dos demais para não tingir as outras hortaliças.
		  – Cenoura no centro.
		  – Brócolis na extremidade da forma que ficará próxima à porta do forno, com as flores viradas para dentro e dispostas em círculo.
		4. Colocar a forma com as hortaliças no forno e programar o forno no MODO COMBINADO a 100°C por 15 minutos. Após o tempo de cocção, abrir a porta do forno (CUIDADO COM VAPOR QUENTE!!!) e retirar a forma com a ajuda de uma luva térmica. Retirar as flores de brócolis da forma e reservar.
		5. Voltar a forma com a cenoura e a beterraba ao forno. Programar o forno no MODO COMBINADO a 100°C por mais 2 minutos. Retirar a cenoura e reservar.
		6. Voltar a forma com a beterraba ao forno. Programar o forno no MODO COMBINADO a 100°C por mais 2 minutos. Por fim, retirar a beterraba.
		7. Pesar os tipos de hortaliças separadamente. Calcular o rendimento, o fator de cocção e a porção ideal.

8.2. Abacaxi assado no forno combinado

Ingredientes	Quantidade	Técnica de Preparo
Abacaxi Canela Óleo de soja Açúcar cristal	2 fatias 1 g 2 g 8 g	1. Pesar e separar os ingredientes. 2. Pré-aquecer o forno no MODO COMBINADO a 240°C por 5 minutos. Untar com óleo a grelha do forno combinado. Colocar as fatias de abacaxi e salpicar a metade do açúcar/canela (misturados) por cima. Colocar a forma no forno e fechar a porta. 3. Programar o forno no MODO COMBINADO a 200°C por 10 minutos. Abrir o forno com cuidado (VAPOR QUENTE!!!). Retirar a forma com cuidado e com a ajuda de uma luva térmica. Virar as fatias e salpicar o restante do açúcar e da canela. 4. Voltar ao forno e programá-lo no MODO COMBINADO a 200°C por mais 10 minutos. Após o tempo de cocção, verificar se as fatias ficaram cozidas. Se necessário, adicionar mais tempo de cocção e contabilizar. 5. Calcular o rendimento, o fator de cocção e a porção ideal.

Acesse o QRCode e visualize a imagem.

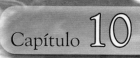

Capítulo 10

Óleos e Gorduras

Erika Barbosa Camargo
Raquel Braz Assunção Botelho
Renata Puppin Zandonadi

Ao final da aula prática, o aluno deverá atingir os seguintes objetivos:
1. Diferenciar o ponto de fumaça de diferentes óleos e gorduras.
2. Determinar o efeito da temperatura, do tipo de óleo e da gordura na qualidade de alimentos fritos.
3. Comparar e preparar alimentos fritos em diferentes óleos e gorduras.
4. Mostrar a ação do agente emulsificante em produtos à base de óleos.

Observação:
1. As porcentagens dos condimentos citados na prática estão relacionadas à matéria-prima principal dos experimentos.
2. Para a realização do teste de aceitabilidade deverá ser utilizada a tabela a seguir, com notas atribuídas por meio de escala hedônica de nove pontos.

Alimento	Sabor	Cor	Odor	Textura	Aceitabilidade Geral

GORDURAS E ÓLEOS

1. Emulsões

1.1. Molho à campanha

Ingredientes	Quantidade	Técnica de Preparo
Azeite de oliva	30 mL	1. Lavar, higienizar, pesar e medir todos os ingredientes.
Vinagre	30 mL	2. Picar os tomates à francesa. Picar as cebolas e o cheiro-verde. Reservar.
Cebola	40 g	3. Em uma tigela, juntar o azeite e o vinagre.
Cheiro-verde	10 g	4. Acrescentar os tomates, a cebola, o cheiro-verde e o sal.
Sal	0,5%	5. Adicionar a água (se a preparação ficar muito ácida, adicionar mais água).
Tomate	2 unidades	
Água	200 mL	6. Calcular o rendimento e a porção ideal.

Avaliação e Comentários

– Qual é o tipo de emulsão?
– Qual é a diferença entre o molho à campanha e o molho vinagrete?
– Qual é a vantagem do uso do molho à campanha em UAN?
– O que acontece quando retiramos o sal e acrescentamos mais vinagre? Existe aplicação para essa nova preparação?
– Fazer o Teste de Aceitabilidade.

1.2. Molho de maionese tradicional

Ingredientes	Quantidade	Técnica de Preparo
Gema crua	2 unidades	1. Medir e pesar todos os ingredientes.
Óleo vegetal	300 mL	2. Colocar as gemas em uma vasilha com os temperos e o vinagre. Bater manualmente até ficar cremoso e liso.
Vinagre	10 mL	3. Começar a acrescentar o óleo, gotejando e continuando a bater até o molho engrossar.
Sal	0,2 g	
Pimenta-do--reino	0,1 g	4. Quando a maionese começar a engrossar, adicionar o óleo mais rapidamente. Se ficar grossa demais, adicionar, batendo, algumas gotas extras de vinagre. Marcar o tempo.
Mostarda	4 g	5. Pesar a preparação e pasteurizar por meio de banho-maria a 60°C por 5 minutos.
		6. Calcular o rendimento e a porção ideal.

Observação:

– Utilizar apenas a quantidade de óleo necessária para dar cremosidade.

1.3. Molho de maionese de liquidificador

Ingredientes	Quantidade	Técnica de Preparo
Ovo Vinagre Óleo vegetal Sal Pimenta-do- -reino	1 unidade 10 mL 300 mL 0,2 g 0,1 g	1. Medir e pesar todos os ingredientes. 2. Colocar no copo do liquidificador o ovo, o vinagre e os temperos. 3. Bater a mistura para homogeneizar. Acrescentar o óleo gotejando e depois, ao final, em fio. Bater até obter uma massa brilhante. 4. Não bater demasiadamente para não desandar. Marcar o tempo. 5. Pesar a preparação e pasteurizar por meio de banho-maria a 60°C por 5 minutos 6. Calcular o rendimento e a porção ideal.

Observação:

– Utilizar apenas a quantidade de óleo necessária para dar cremosidade.

Avaliação e Comentários

– O que aconteceria se aumentássemos a quantidade de vinagre?
– Por que usamos o vinagre?
– Qual é a diferença de se preparar maionese somente com gemas ou com ovo inteiro?
– Fazer o Teste de Aceitabilidade.

1.4. Molho de maionese de liquidificador com ovo cozido

Ingredientes	Quantidade	Técnica de Preparo
Ovo de galinha Leite integral Suco de limão Óleo vegetal Sal Pimenta-do- -reino	1 unidade 100 g 25 g 300 mL 0,5 g 0,1 g	1. Medir e pesar todos os ingredientes. 2. Cozinhar o ovo de galinha em água durante 12 minutos, contados após a fervura. Descascar. Colocar no copo do liquidificador o ovo, o suco de limão, o leite e os temperos. 3. Bater a mistura para homogeneizar. Acrescentar o óleo gotejando e depois, ao final, em fio. Bater até obter uma massa brilhante. Não bater demasiadamente para não desandar. Marcar o tempo. 4. Pesar a preparação. 5. Calcular o rendimento e a porção ideal.

Observação:

– Utilizar apenas a quantidade de óleo necessária para dar cremosidade.

Capítulo 10

2. Frituras

2.1. Determinação do ponto de fumaça

Ingredientes	Quantidade	Técnica de Preparo
Óleo de soja Óleo de milho Azeite de oliva Margarina Manteiga Gordura hidrogenada Óleo de coco	200 g 200 g 200 g 200 g 200 g 200 g 200 g	1. Pesar e medir todos os ingredientes. Colocar o óleo ou gordura em uma panela pequena. 2. Levar ao fogo com chama alta. Aquecer até começar a liberar fumaça esbranquiçada. 3. Marcar o tempo e a temperatura (usar termômetro). 4. Não encostar o termômetro no fundo da panela. 5. Esperar esfriar e colocar em um recipiente transparente. Comparar a coloração com a do óleo antes do aquecimento.

Avaliação e Comentários

– Comparar o ponto de fumaça dos óleos e gorduras.

Ingrediente	Temperatura Obtida	Temperatura Teórica	Tempo
Óleo de soja			
Óleo de milho			
Azeite			
Margarina			
Manteiga			
Gordura hidrogenada			
Óleo de coco			

– Qual é o ingrediente menos apropriado para frituras de longa duração?
– Qual é o ingrediente indicado para corar, dourar e fritar?
– Fazer o Teste de Aceitabilidade.

2.2. Batata chips frita

Ingredientes	Quantidade	Técnica de Preparo
Batata Óleo de soja Sal	200 g 300 mL 0,5%	1. Pesar, descascar e pesar a batata. Calcular o fator de correção. 2. Higienizar a batata. 3. Cortar a batata em rodelas de meio centímetro. Pesar. 4. Medir o óleo, colocar em uma frigideira pequena e deixar aquecer até 170ºC. 5. Fritar as fatias de batatas até ficarem macias e coradas. 6. Retirar, escorrer em guardanapo e pesar. Marcar o tempo de cocção. Colocar o sal. 7. Medir o óleo após a cocção (esperar esfriar). 8. Calcular o rendimento, o fator de cocção, o índice de absorção do óleo* e a porção ideal.

– Repetir a operação usando óleo de milho.
– Repetir a operação usando azeite de oliva.
– Repetir a operação usando margarina.
– Repetir a operação usando manteiga.
– Repetir a operação usando gordura hidrogenada.
– Repetir a operação usando óleo de canola.
– Repetir a operação usando óleo de coco.

* Ver como se faz o cálculo da absorção de gordura no capítulo 1 (item d.1 do tópico 3.1).

2.3. *Batata* chips *no forno combinado*

Ingredientes	Quantidade	Técnica de Preparo
Batata--inglesa Sal Óleo de soja	200 g 0,5% Para untar e pincelar (medir)	1. Pesar, descascar e pesar a batata. Calcular o fator de correção. Higienizar e cortar em rodelas finas. Pesar. Pré-aquecer o forno no MODO SECO a 240°C por 5 minutos. 2. Untar grelha própria para forno combinado. Colocar as rodelas das batatas, pincelar com óleo por cima. Colocar a grelha no forno e fechar a porta. 3. Programar o forno no MODO SECO (CONVECÇÃO) a 200°C por 15 minutos. Retirar a grelha com cuidado e com a ajuda de uma luva térmica. 4. Após o tempo de cocção, ver se as batatas ficaram macias e douradas. Se necessário, adicionar mais tempo de cocção e contabilizar. 5. Retirar a grelha com as batatas e colocar o sal. Calcular o rendimento, o fator de cocção e a porção ideal.

Acesse o QRCode e visualize a imagem.

2.4. *Batata dourada*

Ingredientes	Quantidade	Técnica de Preparo
Batata Óleo de soja Sal	200 g 400 mL 0,5%	1. Pesar a batata. Colocar a batata para cozinhar na água em ebulição. Colocar o sal. Marcar o tempo. 2. Após cozida, pesar, descascar e pesar novamente. 3. Cortar em rodelas de ½ cm. 4. Medir o óleo. 5. Dourar a batata. Retirar, escorrer em papel-toalha e pesar. Marcar o tempo de cocção. 6. Calcular o rendimento, o fator de cocção, o índice de absorção do óleo* e a porção ideal.

* Ver como se faz o cálculo da absorção de gordura no capítulo 1 (item d.1 do tópico 3.1).

Avaliação e Comentários

– Padronizar o tamanho das panelas para facilitar a comparabilidade dos dados (diâmetro da panela recomendado: 15 cm) .

– Calcular a porcentagem de óleo absorvida no itens 2.2 e 2.4.

– Comparar os resultados das batatas e seus diferentes tipos de cocção.

– Qual é a diferença entre dourar, corar e fritar?

– Qual óleo é mais apropriado para a cocção de batatas? Por quê?

– Fazer o Teste de Aceitabilidade.

3. Manteiga Ghee

Ingrediente	Quantidade	Técnica de Preparo
Manteiga	300 g	1. Pesar a manteiga. 2. Derreter a manteiga em uma panela em fogo baixo. A água presente na manteiga vai evaporar fazendo bolhas grandes. 3. Remover a espuma que começa a se formar na superfície do líquido da panela. Aguardar a mudança de cor de amarelo claro para dourado ou amarelo mais escuro. Marcar o tempo. 4. Desligar o fogo e filtrar a manteiga em filtro de café para a remoção dos resíduos que ficaram no fundo da panela. 5. Pesar a preparação. 6. Calcular o rendimento e a porção ideal.

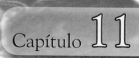

Capítulo 11

Adoçantes e Edulcorantes

Erika Barbosa Camargo
Raquel Braz Assunção Botelho
Renata Puppin Zandonadi

Ao final da aula prática, o aluno deverá atingir os seguintes objetivos:
1. Analisar o efeito da temperatura na produção de diferentes preparações à base de açúcar.
2. Descrever os fatores que influenciam a cristalização e o tamanho dos cristais.
3. Diferenciar produtos cristalizados e não cristalizados.
4. Analisar o efeito do pH e da concentração de pectina e açúcar na fabricação de geleias caseiras.
5. Comparar o grau de doçura de diversos adoçantes e edulcorantes.

Observação:
1. As porcentagens dos condimentos citados na prática estão relacionadas à matéria-prima principal dos experimentos.
2. Para a realização do teste de aceitabilidade deverá ser utilizada a tabela a seguir, com notas atribuídas por meio de escala hedônica de nove pontos.

Alimento	Sabor	Cor	Odor	Textura	Aceitabilidade Geral
	tabe				

ADOÇANTES E EDULCORANTES

1. Produtos Cristalizados

1.1. Fondant

Ingredientes	Quantidade	Técnica de Preparo
Açúcar de confeiteiro Água Suco de limão	300 g 90 mL 10 mL	1. Pesar e medir todos os ingredientes. 2. Antes de levar ao fogo, colocar o açúcar e a água na panela. Mexer até dissolver todo o açúcar. 3. Tampar a panela durante 2 a 3 minutos para a dissolução de possíveis cristais formados na borda do líquido. 4. Cozinhar até atingir o ponto de bala mole. Verificar a temperatura no termômetro a 115°C. Fazer o teste da água fria para observar a consistência. Observar cuidadosamente o ponto. 5. Despejar sobre mármore ou mesa de inox lavada. Deixar esfriar por 3 minutos. 6. Despejar o limão por cima e bater até tornar-se uma massa lisa, macia e branca. 7. Amassar com as mãos até tornar-se aveludada. Pesar. Calcular o rendimento e a porção.

1.2. Fudge *de chocolate*

Ingredientes	Quantidade	Técnica de Preparo

Açúcar refinado
Leite integral
Chocolate em
   pó
Mel
Manteiga
Suco de limão
Amêndoas com
   pele (ou
   castanha de
   caju)
Manteiga para
   untar a
   superfície
	400 g
	150 mL
	50 g
	
	10 mL
	20 g
	10 mL
	100 g
	
	3 g
		1. Pesar e medir todos os ingredientes.
		2. Misturar açúcar, leite, chocolate, mel e manteiga e levar ao fogo alto.
		3. Mexer de vez em quando para não queimar. Não mexer constantemente.
		4. Cozinhar até atingir o ponto de bala macia. Verificar a temperatura no termômetro a 112°C.
		5. Verificar simultaneamente o ponto na água fria.
		6. Misturar o limão e as amêndoas com pele e despejar numa mesa de mármore ou inox levemente untada.
		7. Deixar esfriar.
		8. Com o auxílio de uma espátula, revolver a massa e espalhar até torná-la aveludada (utilizar movimentos verticais).
		9. Calcular o rendimento e a porção ideal.

Observação:

– Geralmente o *fudge* é consumido com oleaginosas agregadas à preparação em função de seu dulçor.

Avaliação e Comentários

– Por que o ácido é adicionado?
– Qual é a principal diferença entre o *fondant* e a *fudge* de chocolate, já que ambos são produtos cristalizados?
– Por que, durante a preparação do *fudge*, não podemos mexer a panela constantemente?

- Por que, no *fondant*, não mexemos a panela e, após a adição do limão, é necessário bater a massa enquanto esfria na bancada?
- Fazer o Teste de Aceitabilidade.

2. Produtos Não Cristalizados

2.1. Marshmallow

Ingredientes	Quantidade	Técnica de Preparo
Claras Xarope de milho Água Baunilha	2 unidades 250 g 75 g 3 gotas	1. Bater as claras em neve. Reservar. 2. Misturar o xarope de milho, a água e a baunilha e levar ao fogo, mexendo de vez em quando para não queimar até a temperatura de 112°C. Ao atingir 112°C retirar a calda do fogo e adicionar às claras com a batedeira em movimento. 3. Adicionar lentamente a calda quente às claras com a batedeira em movimento até obter cor clara. 4. Calcular o rendimento e a porção ideal.

2.2. Pé de moleque especial

Ingredientes	Quantidade	Técnica de Preparo
Açúcar refinado Xarope de milho Água Amendoim cru Baunilha Bicarbonato de sódio Manteiga para untar a superfície	150 g 60 g 90 mL 170 g 3 mL 1 g 3 g	1. Pesar e medir todos os ingredientes. 2. Colocar o açúcar, o xarope e a água na panela. Misturar bem e cozinhar lentamente até o açúcar derreter. 3. Juntar os amendoins crus e continuar cozinhando até atingir 149°C. Usar o termômetro. 4. Retirar do fogo, juntar o bicarbonato e a baunilha. 5. Misturar RAPIDAMENTE e despejar em uma superfície lisa untada com manteiga. 6. Espalhar de modo o mais fino possível. Cortar em quadrados com faca afiada. 7. Soltar os pedaços apenas quando esfriarem. 8. Calcular o rendimento e a porção ideal.

2.3. Pirulitos

Ingredientes	Quantidade	Técnica de Preparo
Açúcar refinado Xarope de milho Água Corante Aromatizante Manteiga para untar a superfície	150 g 80 g 120 mL 5 gotas 3 gotas 3 g	1. Pesar e medir todos os ingredientes. 2. Colocar o açúcar, a água e o xarope na panela e cozinhar lentamente até que o açúcar se dissolva. 3. Tampar a panela e deixar ferver por 3 minutos para dissolver os cristais formados nos lados da panela. 4. Cozinhar sem mexer até atingir 154°C. Verificar o ponto na água fria. Usar o termômetro. 5. Juntar o corante e o aromatizante. 6. Pingar com uma colher de sopa em uma superfície untada com manteiga. 7. Espetar um palito imediatamente em cada pedaço à medida que for pingando. 8. Antes de esfriar, soltar os pirulitos endurecidos da superfície. 9. Calcular o rendimento e a porção ideal.

Avaliação e Comentários

– Qual é a característica de um produto não cristalizado? Comparar com os produtos cristalizados.

– Relacionar cada temperatura no quadro abaixo com os respectivos pontos de bala, comparando com os dados fornecidos pela literatura (citar o autor).

Produto	T Experimento	Ponto de Bala	T Teórica	Ponto de Bala (Teórico)
Marshmallow				
Pé de moleque				
Pirulito				

– Fazer o Teste de Aceitabilidade.

3. Efeito da Concentração de Açúcar na Fabricação de Doces

3.1. Geleia de maçã

Ingredientes	Quantidade	Técnica de Preparo
Maçã verde ácida Açúcar refinado Canela em pau Água	2 unidades Quantidade suficiente para as etapas 6, 7 e 8 (cerca de 400 g) 1 unidade 500 mL	1. Pesar e picar as maçãs com casca e miolo (depois de higienizadas). 2. Colocar em uma panela, juntar água e cozinhar abaixo do ponto de ebulição por 25 minutos em panela destampada. 3. Passar todo o conteúdo da panela por uma peneira em inox, amassando bem a polpa. 4. Coar o material obtido em um coador de pano ou voal. Reservar o resíduo. 5. Dividir o líquido obtido em três partes iguais (medir em mL). 6. À 1ª parte, juntar um volume igual de açúcar (pesar). Reservar. Considerar o volume em mL correspondente em gramas, proporção 1:1. 7. À 2ª parte, ¾ do volume de açúcar (pesar). Reservar. 8. À 3ª parte, ½ do volume de açúcar (pesar). Reservar. 9. Levar ao fogo cada mistura de líquido + açúcar e cozinhar até ponto de geleia, na temperatura de 103ºC. Usar o termômetro. Marcar o tempo. 10. Calcular o rendimento e a porção ideal.

3.2. Doce de maçã

Ingredientes	Quantidade	Técnica de Preparo
Resíduo de maçã Açúcar refinado Canela em pau	Item 3.1 Metade do volume do resíduo 1 unidade	1. Pesar o resto de resíduo obtido ao coar a maçã. 2. Misturar o resíduo com o açúcar. Colocar a canela. 3. Levar ao fogo e cozinhar lentamente até ficar brilhante e soltar ligeiramente da panela. Marcar o tempo. 4. Calcular o rendimento e a porção ideal.

Avaliação e Comentários

– Qual é o componente químico que auxilia na formação da geleia?
– A formação da geleia ocorreria da mesma forma com o uso de maçã vermelha?
– Qual é a concentração de açúcar ideal para obtenção de geleia? Qual a consequência do uso excessivo de açúcar?
– Qual é a diferença entre a constituição da geleia e do doce?
– Fazer o Teste de Aceitabilidade.

4. Grau de Doçura entre Adoçantes e Edulcorantes

Ingredientes	Quantidade	Técnica de Preparo
Água Sacarose (açúcar de mesa)	100 mL 10%	1. Pesar e medir os ingredientes. 2. Misturar o açúcar à água e comparar o grau de doçura com os experimentos subsequentes.

– Repetir a operação usando frutose a 10%.
– Repetir a operação usando açúcar mascavo a 10%.
– Repetir a operação usando estévia a 10%.
– Repetir a operação usando ciclamato de sódio e sacarina a 10%.
– Repetir a operação usando açúcar magro a 10%.
– Repetir a operação usando maltodextrina a 10%.
– Repetir a operação usando fruta desidratada a 10%. Bater no liquidificador e coar.
– Repetir a preparação usando xilitol a 10%.
– Repetir a preparação usando eritritol a 10%.

Observação:

– As porcentagens dos adoçantes e edulcorantes neste experimento devem ser calculadas, medindo-se na proveta.

Avaliação e Comentários

- Avaliar o grau de doçura entre os adoçantes e edulcorantes utilizados em ordem decrescente (usar o quadro abaixo).
- Recomendar a porcentagem ideal para cada tipo de adoçante e edulcorante estudado.
- Por que não podemos utilizar ciclamato e sacarina em dietas hipossódicas?

Adoçante ou Edulcorante	Grau de Doçura

5. Utilização de Edulcorantes em Bolos

Ingredientes	Quantidade	Técnica de Preparo
Manteiga	35 g	1. Pesar e medir os ingredientes.
Ovo	2 unidades	2. Bater, em uma batedeira, a manteiga com a frutose.
Farinha de trigo	125 g	Acrescentar as gemas e bater mais até o creme
Leite integral	65 mL	ficar mais claro.
Frutose	60 g	3. Acrescentar a farinha de trigo e o leite, alternando.
Fermento químico	3 g	Adicionar o fermento químico e mexer. Por último,
		fora da batedeira, acrescentar as claras em neve
		delicadamente.
		4. Levar ao forno a 180°C por 25 minutos em forma
		untada e enfarinhada.

- Repetir a operação usando sucralose (15 g) em vez da frutose.
- Repetir a operação usando ciclamato e sacarina (7 g) em vez da frutose.
- Repetir a operação usando Tal e qual® (12 g) em vez da frutose.
- Repetir a operação utilizando estévia (15 g) em vez da frutose.
- Repetir a operação usando sucralose (15 g) e frutose (15 g), adicionando mais 1 clara em neve.
- Repetir a operação usando xilitol (60 g) em vez da frutose.
- Repetir a operação usando eritritol (60 g) em vez da frutose.

Separar manteiga e farinha de trigo para untar as formas.

Avaliação e Comentários

- Comparar as características dos bolos com os diferentes tipos de edulcorantes.

Capítulo 12

Bebidas e Infusões

Erika Barbosa Camargo
Raquel Braz Assunção Botelho
Renata Puppin Zandonadi

Ao final da aula prática, o aluno deverá atingir os seguintes objetivos:
1. Comparar os diferentes métodos de preparar café.
2. Diferenciar a qualidade do café em pó e do café instantâneo.
3. Preparar e comparar diferentes variedades de chá.
4. Diferenciar e analisar o efeito da adição de aromatizantes e chocolates na qualidade do leite.
5. Elaborar bebidas para enriquecimento da qualidade nutricional de dietas.
6. Contextualizar o uso de bebidas e a infusão na atuação do nutricionista.

Observação:
1. As porcentagens dos condimentos citados na prática estão relacionadas à matéria-prima principal dos experimentos.
2. Para a realização do teste de aceitabilidade deverá ser utilizada a tabela a seguir, com notas atribuídas por meio de escala hedônica de nove pontos.

Alimento	Sabor	Cor	Odor	Textura	Aceitabilidade Geral

Capítulo 12

BEBIDAS E INFUSÕES

1. Café

Ingredientes	Quantidade	Técnica de Preparo
Café em pó Água Açúcar refinado (opcional)	15 g 180 mL 3%	1. Pesar e medir todos os ingredientes. 2. Colocar a água para ferver. 3. Acrescentar o pó de café ao coador previamente preparado com filtro de papel. Acrescentar a água fervida até que a água passe toda pelo coador. 4. Acrescentar o açúcar (opcional) e misturar. 5. Verificar o tempo de preparo. 6. Calcular o rendimento e a porção ideal.

- Repetir a operação utilizando 10 g de pó de café.
- Repetir a operação utilizando 30 g de pó de café.
- Repetir a operação utilizando 4 g de café instantâneo. Não é necessário utilizar o coador.

Avaliação e Comentários

- Qual é o tipo de café que obteve o melhor aroma? Ele também teve o melhor sabor? Por quê?
- Por que não podemos colocar o pó para ferver junto com a água?
- Comparar a diferença de sabor entre o café instantâneo e o café padrão.
- Fazer o Teste de Aceitabilidade.

2. Comparação entre Chá Fresco e Chá Desidratado

Ingredientes	Quantidade	Técnica de Preparo
Hortelã fresca Água Açúcar (opcional)	2 g 130 mL 3%	1. Pesar e medir os ingredientes. 2. Colocar a água para ferver. Acrescentar a hortelã e abafar por 1 minuto. 3. Coar e acrescentar o açúcar (opcional). Misturar. 4. Verificar o tempo de preparo. 5. Calcular o rendimento e a porção ideal.

- Repetir a operação utilizando 4 g de hortelã fresca.
- Repetir a operação utilizando 6 g de hortelã fresca.
- Repetir a operação utilizando 1 sachê de hortelã seca, não sendo necessário abafar a hortelã.

Avaliação e Comentários

- Qual é a concentração ideal de hortelã para o preparo de chás?
- Por que se deve abafar a preparação após a introdução da hortelã?
- Qual tipo de chá (fresco ou desidratado) fornece a maior liberação de odor? Por quê?
- Por que os chás frescos e desidratados apresentam coloração diferenciada? Explique.
- Fazer o Teste de Aceitabilidade.

3. Comparação entre Diversos Tipos de Chá

Ingredientes	Quantidade	Técnica de Preparo
Chá-mate Chá preto Chá-verde Chá oolong Açúcar refinado (opcional) Água	1 sachê 1 sachê 1 sachê 1 sachê 3% para cada 130 mL para cada	1. Pesar e medir os ingredientes. 2. Aquecer a água individualmente para cada tipo de chá. 3. Mergulhar o sachê contendo o chá na água quente e esperar por 45 segundos. 4. Acrescentar o açúcar (opcional) e misturar. Verificar o tempo de preparo. 5. Calcular o rendimento e a porção ideal.

Avaliação e Comentários

– Qual é o chá mais adstringente? Por quê?
– A cor do chá está relacionada ao grau de adstringência?
– Qual é o chá mais caro? E qual o mais barato?
– Por que não há necessidade de abafar esses tipos de chá?
– O que aconteceria se adicionássemos 5 mL de limão ao chá?
– Fazer o Teste de Aceitabilidade.

4. Bebidas Aromatizadas

4.1. Adição do aromatizante após a cocção

Ingredientes	Quantidade	Técnica de Preparo
Leite integral Canela em pau Açúcar refinado (opcional)	100 mL 1% 3%	1. Pesar e medir todos os ingredientes. 2. Aquecer o leite. Misturar a canela e o açúcar (o último é opcional). Deixar repousar por 45 segundos e mexer novamente. 3. Verificar o tempo de preparo. Calcular o rendimento e a porção ideal.

– Repetir a operação substituindo por 1% de canela em pó.
– Repetir a operação substituindo por 1% de cravo.
– Repetir a operação substituindo por 1% de essência de baunilha.
– Repetir a operação substituindo por 0,5% de canela em pó.
– Repetir a operação substituindo por 2% de canela em pó.
– Repetir a operação substituindo por 4% de mel, sem açúcar.

4.2. Adição do aromatizante antes da cocção

Ingredientes	Quantidade	Técnica de Preparo
Leite integral Canela em pau Açúcar refinado (opcional)	100 mL 1% 3%	1. Pesar e medir todos os ingredientes. 2. Adicionar a canela e o açúcar (o último é opcional) ao leite e ferver. Marcar o tempo de preparo. 3. Calcular o rendimento e a porção ideal.

– Repetir a operação substituindo por 1% de canela em pó.
– Repetir a operação substituindo por 1% de cravo.
– Repetir a operação substituindo por 1% de essência de baunilha.

Capítulo 12

Avaliação e Comentários

- Qual é a diferença entre adicionar os aromatizantes após a cocção e antes da cocção? Qual o melhor?
- Qual é o aromatizante que desenvolve maior sabor? E qual o menor?
- Qual é o aromatizante que desenvolve maior odor? E qual o menor?
- Existe diferença no desenvolvimento de *flavor* da canela em pó e da canela em pau?
- Fazer o Teste de Aceitabilidade.

5. *Cappuccino*

Ingredientes	Quantidade	Técnica de Preparo
Leite em pó instantâneo	40 g	1. Pesar e medir todos os ingredientes secos.
Café solúvel	10 g	2. Misturar os ingredientes secos e passar por uma
Canela em pó	0,5 g	peneira.
Cacau em pó	3 g	3. Ferver a água (ou o leite) e acrescentar a mistura.
Açúcar (opcional)	1 g	Calcular o rendimento e a porção ideal.
Água ou leite integral	250 mL	

Avaliação e Comentários

- Qual é o sabor predominante na preparação?
- Qual é o custo da preparação?
- Houve desenvolvimento de aroma?
- Fazer o Teste de Aceitabilidade.

6. Sucos

6.1. *Suco de laranja com cenoura*

Ingredientes	Quantidade	Técnica de Preparo
Suco de laranja	200 mL	1. Pesar e medir todos os ingredientes.
Cenoura	50 g	2. Lavar a laranja e espremer. Reservar o suco.
		3. Lavar e higienizar a cenoura, raspar e ralar. Calcular o fator de correção.
		4. Bater o suco de laranja com a cenoura em liquidificador.
		5. Medir a preparação e verificar o tempo de preparo.
		6. Calcular o rendimento e a porção ideal.

6.2. Refresco de limão e beterraba

Ingredientes	Quantidade	Técnica de Preparo
Suco de limão Beterraba Água	40 mL 40 g 350 mL	1. Pesar e medir todos os ingredientes. 2. Extrair o suco do limão e reservar. 3. Lavar e higienizar a beterraba, descascar e ralar. Calcular o fator de correção. 4. Bater em liquidificador o limão, a beterraba e a água. Medir a preparação. 5. Verificar o tempo de preparo. Calcular o rendimento e a porção ideal.

6.3. Suco de laranja com couve

Ingredientes	Quantidade	Técnica de Preparo
Suco de laranja Couve	200 mL 25 g	1. Pesar e medir todos os ingredientes. 2. Extrair o suco da laranja. 3. Lavar e higienizar a couve. Picar. 4. Bater em liquidificador a laranja e a couve. Medir a preparação. 5. Verificar o tempo de preparo. Calcular o rendimento e a porção ideal.

6.4. Diferença de processamento

Ingredientes	Quantidade	Técnica de Preparo
Suco concentrado de maracujá Água Açúcar refinado (opcional)	100 mL 900 mL 35 g	1. Pesar e medir todos os ingredientes. 2. Misturar todos os ingredientes. Medir a preparação. Verificar o tempo de preparo. 3. Calcular o rendimento e a porção ideal.

– Repetir a operação utilizando 100 g de polpa para 300 mL de água.
– Repetir a operação utilizando 100 g de maracujá batido e coado e 300 mL de água.

Avaliação e Comentários

– A adição de hortaliças aos sucos de fruta modificou o sabor das preparações? Qual sabor prevaleceu?
– Qual é o efeito do limão na preparação?
– O que aconteceria com o valor nutricional dos sucos se fossem coados?
– Quais são os efeitos do processamento de sucos no desenvolvimento de sabor e odor?
– Fazer o Teste de Aceitabilidade.

Capítulo 13

Condimentos

Erika Barbosa Camargo
Raquel Braz Assunção Botelho

Ao final da aula prática, o aluno deverá atingir os seguintes objetivos:
1. Diferenciar os efeitos de condimentos *in natura* e desidratados.
2. Contextualizar o uso de condimentos nas áreas de atuação do nutricionista (Nutrição Materno-infantil, Dietoterapia e Alimentação Coletiva).
3. Avaliar a liberação de substâncias aromáticas.
4. Avaliar as modificações no teor de sódio com o uso de produtos à base de sódio.

Observação:
1. As porcentagens dos condimentos citados na prática estão relacionadas à matéria-prima principal dos experimentos.
2. Para a realização do teste de aceitabilidade deverá ser utilizada a tabela a seguir, com notas atribuídas por meio de escala hedônica de nove pontos.

Alimento	Sabor	Cor	Odor	Textura	Aceitabilidade Geral

Capítulo 13

CONDIMENTOS

1. Comparação de Condimentos Secos

– *Condimentos que serão utilizados:* açafrão, páprica doce, páprica picante, noz-moscada, gengibre, *curry*, cominho.

1.1. Após a cocção

Ingredientes	Quantidade	Técnica de Preparo
Arroz polido cru Açafrão Água	25 g 1% 65 mL	1. Pesar e medir os ingredientes. 2. Lavar o arroz e levar à cocção com água fervente. Tampar a panela. 3. Após completa cocção, adicionar o condimento seco e misturar completamente. Marcar o tempo de preparo. 4. Pesar a preparação. Calcular o rendimento e estimar a porção ideal.

– Repetir a operação utilizando cominho a 1%.
– Repetir a operação utilizando *curry* a 1%.
– Repetir a operação utilizando gengibre em pó a 1%.
– Repetir a operação utilizando páprica doce a 1%.
– Repetir a operação utilizando páprica picante a 1%.
– Repetir a operação utilizando noz-moscada a 1%.

1.2. Antes da cocção

Ingredientes	Quantidade	Técnica de Preparo
Arroz polido cru Açafrão Água	25 g 1% 65 mL	1. Pesar e medir os ingredientes. 2. Lavar o arroz e levar à cocção com água fervente e o açafrão. Tampar a panela 3. Após completa cocção, pesar a preparação. Marcar o tempo de preparo. 4. Calcular o rendimento e estimar a porção ideal.

– Repetir a operação utilizando cominho a 1%.
– Repetir a operação utilizando *curry* a 1%.
– Repetir a operação utilizando gengibre em pó a 1%.
– Repetir a operação utilizando páprica doce a 1%.
– Repetir a operação utilizando páprica picante a 1%.
– Repetir a operação utilizando noz-moscada a 1%.

Avaliação e Comentários

– Entre os dois métodos utilizados, qual desenvolveu melhores sabor e aroma?
– Por que o arroz foi utilizado?
– O condimento pode substituir o sal completamente ou parcialmente? Para quais preparações?

– Qual é o pigmento responsável pelo desenvolvimento da coloração do açafrão e da páprica? Qual dos métodos utilizados realçou mais a cor desses pigmentos?
– Qual dos métodos apresentou maior aceitabilidade?
– Fazer o Teste de Aceitabilidade.

2. Comparação entre Condimentos Secos e Frescos

2.1. Secos

Ingredientes	Quantidade	Técnica de Preparo
Arroz polido cru Alecrim seco Água	25 g 1% 65 mL	1. Pesar os ingredientes. Higienizar o alecrim. 2. Lavar o arroz e levar à cocção (com a panela tampada) com água fervente e o alecrim. 3. Após completa a cocção, pesar a preparação. 4. Marcar o tempo de preparo. Calcular o rendimento e estimar a porção ideal.

– Repetir a operação utilizando cebolinha a 1%.
– Repetir a operação utilizando hortelã a 1%.
– Repetir a operação utilizando manjericão a 1%.
– Repetir a operação utilizando orégano a 1%.
– Repetir a operação utilizando salsa a 1%.
– Repetir a operação utilizando tomilho a 1%.

2.2. Frescos

Ingredientes	Quantidade	Técnica de Preparo
Arroz polido cru Alecrim fresco Água	25 g 1% 65 mL	1. Pesar e medir os ingredientes. Higienizar o alecrim. 2. Lavar o arroz e levar à cocção (com a panela tampada) com água fervente. 3. Higienizar o condimento e subdividir em partículas pequenas. 4. Antes de completar a cocção, adicionar o condimento fresco, misturar completamente ao arroz e abafar por 2 minutos. 5. Pesar a preparação e reservar. Avaliar a liberação de odor. 6. Calcular o rendimento e estimar a porção ideal.

– Repetir a operação utilizando cebolinha a 1%.
– Repetir a operação utilizando hortelã a 1%.
– Repetir a operação utilizando manjericão a 1%.
– Repetir a operação utilizando orégano a 1%.
– Repetir a operação utilizando salsa a 1%.
– Repetir a operação utilizando tomilho a 1%.

Avaliação e Comentários

– Qual é a diferença entre usar condimentos frescos e condimentos secos no desenvolvimento de sabor?

Capítulo 13

- Qual é a diferença entre usar condimentos frescos e condimentos secos no desenvolvimento de odor?
- Por que abafamos as preparações que utilizaram condimento fresco?
- O condimento pode substituir o sal completamente ou parcialmente? Para quais preparações?
- Fazer o Teste de Aceitabilidade.

3. Comparação de Condimentos com Cortes Diferentes

Ingredientes	Quantidade	Técnica de Preparo
Arroz polido cru Alho inteiro Água	25 g 1% 65 mL	1. Descacar o alho. Pesar e medir os ingredientes. 2. Lavar o arroz e levar à cocção (com a panela tampada) com água fervente e o alho inteiro. 3. Após completar cocção, pesar a preparação e reservar. Observar a liberação de odor. 4. Calcular o rendimento e estimar a porção ideal.
– Repetir a operação utilizando alho em forma de purê a 1%. – Repetir a operação utilizando alho em lascas a 1%. – Repetir a operação utilizando alho em lascas secas a 1%. – Repetir a operação utilizando alho picado torrado a 1%.		

Avaliação e Comentários

- Qual o tipo de processamento de alho que mais desenvolveu sabor? Por quê?
- Qual o tipo de processamento de alho que mais desenvolveu odor? Por quê?
- Por que a forma de pré-preparo altera o sabor?
- O alho pode substituir o sal completamente ou parcialmente? Para quais preparações?
- Fazer o Teste de Aceitabilidade.

4. Comparação de Condimentos Picantes

Ingredientes	Quantidade	Técnica de Preparo
Arroz polido cru Pimenta-de-cheiro Água	25 g 1% 65 mL	1. Pesar e medir os ingredientes. 2. Lavar o arroz e levar à cocção com água previamente fervida e a pimenta-de-cheiro. 3. Após completar a cocção, pesar a preparação e reservar. Observar a liberação de odor. 4. Calcular o rendimento e estimar a porção ideal.
– Repetir a operação utilizando pimenta-malagueta a 0,5%. – Repetir a operação utilizando pimenta-do-reino a 0,5%. – Repetir a operação utilizando pimenta dedo-de-moça a 1%. – Repetir a operação utilizando páprica picante a 1%.		

Avaliação e Comentários

- Qual é o maior potencial picante observado entre os condimentos utilizados?
- Qual é a atuação desses condimentos na mucosa gastrointestinal?

- Como podemos diminuir o potencial picante dos condimentos?
- O condimento pode substituir o sal completamente ou parcialmente? Para quais preparações?
- Fazer o Teste de Aceitabilidade.

5. Comparação de Condimentos Salgados

- *Condimentos que serão utilizados:* sal de cozinha, sal *light*, sal de ervas e caldo de carne.

5.1. Arroz com condimentos salgados

Ingredientes	Quantidade	Técnica de Preparo
Arroz polido cru Sal Água	25 g 1% 65 mL	1. Pesar e medir os ingredientes. 2. Lavar o arroz e levar à cocção (com a panela tampada) com água fervente e o sal. 3. Após completar a cocção, pesar a preparação e reservar. Observar a liberação de odor. 4. Calcular o rendimento e estimar a porção ideal.
– Repetir a operação utilizando sal *light* a 1%. – Repetir a operação utilizando caldo de carne a 1%. – Repetir a operação utilizando glutamato monossódico a 1%. – Repetir a operação utilizando sal de ervas a 1%. Para preparar o sal de ervas, bater no liquidificador 1 copinho de café de sal (pesar) e a mesma medida de manjericão desidratado, de alecrim desidratado e de orégano desidratado (pesar todos os ingredientes).		

5.2. Carne com condimentos

Ingredientes	Quantidade	Técnica de Preparo
Bife bovino Sal Óleo	1 unidade 1% 5%	1. Cortar o bife e pesar (sem limpar). Limpar o bife e pesar. Calcular o fator de correção. 2. Temperar o bife com sal e pesar novamente. 3. Aquecer a frigideira com óleo. Passar o bife durante 3 minutos de cada lado. 4. Calcular o rendimento, o fator de cocção e a porção ideal.
– Repetir a operação utilizando sal *light* a 1%. – Repetir a operação utilizando caldo de carne a 1%. – Repetir a operação utilizando glutamato monossódico a 1%. – Repetir a operação utilizando sal de ervas a 1%. Para preparar o sal de ervas, bater no liquidificador 1 copinho de café de sal (pesar) e a mesma medida de manjericão desidratado, de alecrim desidratado e de orégano desidratado (pesar todos os ingredientes).		

Capítulo 13

Avaliação e Comentários

- Qual é o maior potencial de salinidade observado entre os condimentos utilizados?
- Em que parte da língua atua o glutamato monossódico para a percepção de sabor?
- Em dietoterapia, quais as consequências de substituir o sal por caldo de carne?
- Os condimentos, exceto o sal de cozinha padrão, podem substituir o sal completamente ou parcialmente? Para quais preparações?
- Qual a vantagem da utilização do sal de ervas?
- Fazer o Teste de Aceitabilidade.

Capítulo 14

Molhos e Sopas

Erika Barbosa Camargo
Raquel Braz Assunção Botelho
Renata Puppin Zandonadi

Ao final da aula prática, o aluno deverá atingir os seguintes objetivos:
1. Analisar os diferentes tipos de molhos, fundos, bases e sopas.
2. Descrever as características dos diferentes preparos.
3. Diferenciar fundos e bases.
4. Avaliar sensorialmente as preparações.

Observação:
1. As porcentagens dos condimentos citados na prática estão relacionadas à matéria-prima principal dos experimentos.
2. Para a realização do teste de aceitabilidade deverá ser utilizada a tabela a seguir, com notas atribuídas por meio de escala hedônica de nove pontos.

Alimento	Sabor	Cor	Odor	Textura	Aceitabilidade Geral

Capítulo 14

MOLHOS E SOPAS

1. Base Roux – Molho Béchamel

Ingredientes	Quantidade	Técnica de Preparo
Leite integral Farinha de trigo Manteiga Cebola Sal Pimenta-do-reino Noz-moscada	300 mL 15 g 15 g 1 unidade 1% 0,2% 0,1%	1. Pesar e medir todos os ingredientes. 2. Cortar a cebola em 8 partes. Ferver o leite com cebola, noz-moscada, pimenta e sal. Após a fervura, remover os pedaços de cebola. 3. Em uma panela, aquecer a manteiga, juntar a farinha e mexer até dourar. 4. Verter a mistura de leite aos poucos e mexer fortemente para não formar *lumping*. Verificar a temperatura de gelatinização. 5. Retirar e, se necessário, passar por uma peneira. 6. Pesar a preparação. Verificar o tempo de preparo. 7. Calcular o rendimento e a porção ideal para massas e gratinados.

Avaliação e Comentários

- Após o preparo do molho, houve separação de gordura?
- Durante a preparação do molho, houve formação de coalho? Explique por que e como solucionar o problema.
- Calcular a porcentagem da farinha de trigo no molho. Essa concentração é ideal para molhos?
- Fazer o Teste de Aceitabilidade.

2. Base de Gordura

2.1. Molho holandês

Ingredientes	Quantidade	Técnica de Preparo
Vinagre branco Gemas Manteiga sem sal Limão Cebola Sal Pimenta-do-reino Salsinha fresca	45 mL 3 unidades 150 g 2 mL 20 g 1,5% 0,5% 2 g	1. Pesar e medir todos os ingredientes. 2. Colocar o vinagre, a pimenta, a cebola e a salsinha em uma panela pequena e levar ao fogo brando até reduzir metade do seu volume inicial. 3. Retirar do fogo e coar o caldo em filtro de papel. Reservar. 4. Em outra panela, adicionar as gemas e levar ao banho-maria. Adicionar o caldo coado gradualmente e mexer sempre. Manter a temperatura abaixo do ponto de ebulição. 5. Adicionar, aos poucos, 75 g de manteiga à temperatura ambiente. Retirar a panela do fogo e adicionar lentamente o restante da manteiga, batendo vigorosamente. 6. Temperar com sal e suco de limão. 7. Pesar a preparação. Verificar o tempo de preparo. Calcular o rendimento, o fator de cocção e a porção ideal.

2.2. *Molho* béarnaise

Ingredientes	Quantidade	Técnica de Preparo
Gemas	3 unidades	1. Pesar e medir todos os ingredientes.
Vinagre branco	60 mL	2. Colocar o vinagre, a pimenta, a cebola, o alho, a salsinha e
Manteiga sem sal	150 g	1 g de estragão fresco (ou 0,3 g de estragão seco) em uma
Alho	1 dente	panela pequena e levar ao fogo brando até reduzir metade
Cebola	20 g	do seu volume inicial.
Salsinha	2 g	3. Retirar do fogo e coar o caldo em filtro de papel. Reservar.
Estragão fresco*	3 g	4. Em outra panela, adicionar as gemas e levar ao banho-maria.
Sal	2%	Adicionar o caldo coado gradualmente e mexer sempre.
Pimenta-do-reino	0,5%	Manter a temperatura abaixo do ponto de ebulição.
		5. Adicionar aos poucos 75 g de manteiga à temperatura
		ambiente. Retirar a panela do fogo e adicionar lentamente o
		restante da manteiga, batendo vigorosamente.
		6. Temperar com sal e o restante do estragão.
		7. Pesar a preparação. Verificar o tempo de preparo. Calcular o
		rendimento, o fator de cocção e a porção ideal.

* O estragão fresco pode ser substituído por 1 g de estragão seco.

Avaliação e Comentários

– Após o preparo do molho, houve separação de gordura?
– Qual é a função do vinagre na elaboração desses molhos?
– Qual é a função da gema na elaboração desses molhos?
– Em que preparações é possível utilizar esses molhos?
– Fazer o Teste de Aceitabilidade.

3. Base Extrativa

3.1. *Molho bourguignonne*

Ingredientes	Quantidade	Técnica de Preparo
Manteiga	40 g	1. Pesar e medir todos os ingredientes.
Toucinho defumado	50 g	2. Aquecer metade da manteiga numa panela funda
Cebola	1 e ½ unidade picada	e refogar o toucinho picado. Deixar derreter bem e
Cenoura	1 unidade ralada	juntar a cebola, a cenoura e o alho. Quando a cebola
Alho	1 dente	estiver transparente, juntar a carne e refogar. Juntar
Acém	125 g	o cheiro-verde, o louro e o tomilho.
Cheiro-verde	10 g	3. Acrescentar o vinho e a água. Deixar em fogo alto
Louro	1 folha	até fervura. Diminuir a chama e submeter à cocção,
Tomilho fresco	1 g	sem ebulição forte, durante 40 minutos. Passar o
Vinho tinto	250 mL	molho por uma peneira grossa.
Farinha de trigo	15 g	4. Misturar o restante da manteiga à farinha e
Sal	1%	acrescentar ao molho, misturando bem. Levar ao fogo,
Pimenta	0,2%	mexer até adquirir uma consistência semelhante à de
Água	150 mL	molho de chocolate. Temperar com sal e pimenta.
		5. Pesar a preparação. Verificar o tempo de preparo.
		6. Calcular o rendimento e a porção ideal.

Capítulo 14

3.2. Molho aveludado
(associação de base extrativa e base roux)

Ingredientes	Quantidade	Técnica de Preparo
Manteiga	15 g	1. Pesar e medir todos os ingredientes.
Farinha de trigo	15 g	2. Aquecer a manteiga e juntar a farinha, mexendo bem
Fundo de carne (item 5.2)	250 mL	por 2 minutos. Acrescentar, aos poucos, o fundo de
Creme de leite	150 g	carne (item 5.2) e deixar no fogo por mais 1 minuto e
Gema de ovo	30 g	retirar. Verificar a temperatura de gelatinização.
Suco de limão	4 mL	3. Misturar o creme de leite com as gemas, o sal, a
Sal	0,8%	pimenta e o suco de limão. Acrescentar ao molho e
Pimenta-do-reino	0,3%	aquecer sem deixar ferver.
		4. Pesar a preparação. Verificar o tempo de preparo.
		5. Calcular o rendimento e a porção ideal.

Avaliação e Comentários

- Após o preparo do molho, houve separação de gordura?
- Quais são os problemas, em dietoterapia, de se utilizarem molhos com bases extrativas?
- Qual é a função dos condimentos na elaboração desses molhos? O mesmo efeito seria obtido sem a utilização dos condimentos?
- Em que preparações é possível utilizar esses molhos?
- Fazer o Teste de Aceitabilidade.

4. Base de Tomate

4.1. Molho ao sugo

Ingredientes	Quantidade	Técnica de Preparo
Tomate	300 g	1. Descascar o alho e a cebola.
Água	150 mL	2. Pesar e medir todos os ingredientes.
Cebola	30 g	3. Ferver a água e adicionar o tomate. Submeter à cocção
Alho	5 g	por 3 minutos.
Óleo	10 mL	4. Bater no liquidificador com a água da cocção e peneirar.
Sal	1%	Montar um buquê com os condimentos e amarrar.
Buquê garni:		5. Picar a cebola e o alho. Refogar com o óleo e juntar o
Manjericão fresco	4 g	caldo de tomate, o sal e o buquê garni e submeter à
Salsinha fresca	4 g	ebulição com panela tampada por 3 minutos. Retirar o
Cebolinha fresca	4 g	buquê inteiro.
Alecrim fresco	4 g	6. Marcar o tempo de preparo. Pesar a preparação.
		Calcular o rendimento e a porção.

4.2. Molho à matriciana

Ingredientes	Quantidade	Técnica de Preparo
Toucinho defumado ou bacon	100 g	1. Pesar todos os ingredientes (higienizar as hortaliças).
Cebola	1 unidade picada	2. Retirar a pele e as sementes do tomate.
Tomates maduros	600 g sem pele e sem semente	3. Cortar o toucinho em cubos pequenos e levá-los à panela. Quando dourar, juntar a
Pimenta dedo-de-moça	½ unidade pequena	cebola. Fritar a cebola em fogo médio até
Sal	1%	dourar. Abaixar o fogo e juntar o tomate
Pimenta-do-reino	0,1%	e a pimenta. Tampar a panela. Deixar cozinhar por 35 minutos. Se necessário, colocar água. Temperar com sal e pimenta.
		4. Pesar a preparação. Verificar o tempo de preparo.
		5. Calcular o rendimento e a porção ideal.

Avaliação e Comentários

– Qual dos molhos apresenta menor concentração de gordura?
– Qual é a função do buquê *garni* na elaboração do molho ao sugo? Por que devemos tampar a panela?
– Fazer o Teste de Aceitabilidade.

5. Fundos

5.1. Fundo de vegetais

Ingredientes	Quantidade	Técnica de Preparo
Cebola picada	80 g	1. Pesar e medir todos os ingredientes.
Alho-poró picado	80 g	2. Colocar todos os vegetais em uma panela funda com 2 L de
Salsão picado	25 g	água e cozinhar em fogo baixo por 90 minutos em panela
Cenoura picada	100 g	destampada.
Alho picado	20 g	3. Coar e reservar. Determinar o rendimento e a porção ideal.
Água	2 L	

5.2. Fundo de carne bovina

Ingredientes	Quantidade	Técnica de Preparo
Aparas/ossos de carne	250 g	1. Pesar e medir os ingredientes.
Cenoura	100 g	2. Aquecer o óleo e refogar a carne com a cebola até que
Alho	20 g	forme uma crosta no fundo da panela. Marcar o tempo.
Cebola	50 g	3. Adicionar 100 mL de água, mexer e deixe secar
Vinho tinto	100 mL	novamente, formando uma crosta no fundo.
Alho-poró	50 g	4. Adicionar todos os demais ingredientes (inclusive o
Água	2 L	restante da água) e deixe cozinhar em fogo brando com
Folhas de louro	3 unidades	panela destampada por 90 minutos.
Óleo	10 mL	5. Coar e reservar. Determinar o rendimento e a porção ideal.

Avaliação e Comentários

– Fazer o Teste de Aceitabilidade e comparar as características dos fundos.
– Qual a diferença entre caldos e fundos?

6. Sopas

6.1. Sopa de cebola

Ingredientes	Quantidade	Técnica de Preparo
Cebola Manteiga Leite integral Farinha de trigo Fundo de vegetais (item 5.2)	500 g 30 g 200 mL 30 g 500 mL	1. Pesar e medir todos os ingredientes. 2. Torrar a farinha no fogo até que fique levemente dourada e reservar. 3. Cortar as cebolas em rodelas. Refogar a cebola na manteiga e bater no liquidificador com leite e farinha torrada. 4. Misturar com o fundo de vegetais (item 5.2) e levar ao fogo para engrossar (tampar a panela). Verificar a temperatura de gelatinização. 5. Pesar a preparação. Verificar o tempo de preparo. 6. Calcular o rendimento e a porção ideal.

6.2. Sopa de ervilha

Ingredientes	Quantidade	Técnica de Preparo
Ervilha (congelada) Cebola Manteiga Farinha de trigo Fundo de vegetais (item 5.2) Leite integral Sal	100 g 1 unidade pequena 20 g 30 g 800 mL 120 mL 1%	1. Pesar e medir todos os ingredientes. 2. Dourar levemente a farinha na manteiga e juntar a cebola cortada em rodelas bem finas. Misturar tudo e refogar. Adicionar o fundo de vegetais (item 5.2), o leite e as ervilhas. Ferver por 10 minutos. Bater no liquidificador. 3. Levar ao fogo (tampar a panela). Temperar com sal e deixar ferver por 1 minuto. 4. Pesar a preparação. Verificar o tempo de preparo. 5. Calcular o rendimento e a porção ideal.

6.3. Sopa de abóbora

Ingredientes	Quantidade	Técnica de Preparo
Abóbora limpa	500 g	1. Ferver 1 L de água com o toucinho e o músculo aos
Batata	1 unidade média	pedaços. Higienizar as hortaliças. Juntar as hortaliças
Cebola	1 unidade pequena	descascadas e picadas e temperar com sal e pimenta.
Cenoura	1 unidade pequena	2. Quando as hortaliças estiverem bem cozidas, retirar
Músculo ou acém	150 g	o toucinho e o músculo. Bater a sopa no liquidificador
Toucinho	25 g	e, depois, peneirar. Ferver em fogo brando em uma
defumado ou		panela tampada por 5 minutos.
bacon		3. Temperar com molho inglês e açúcar. Acrescentar a
Tomate	1 unidade	carne cortada em cubos.
Molho inglês	2 mL	4. Pesar a preparação. Verificar o tempo de preparo.
Açúcar cristal	2 g	5. Calcular o rendimento, o fator de cocção e a porção
Sal	1%	ideal.
Pimenta-do-reino	1 g	
Água	1 L	

Avaliação e Comentários

- Qual é a porcentagem de farinha usada nas sopas? Esses valores estão em concordância com os valores fornecidos pela literatura?
- Por que há necessidade de torrar a farinha na sopa de cebola? O que acontece nesse processo? Quais são as suas vantagens e desvantagens?
- Por que, na sopa de ervilha, não é indicado o uso de ervilhas em conserva?
- Por que a sopa de abóbora não leva farinha de trigo? Por que, na sopa de ervilha, a quantidade de farinha é reduzida em relação da sopa de cebola?
- Fazer o Teste de Aceitabilidade.

Capítulo 15

Variação de Consistência

Erika Barbosa Camargo
Raquel Braz Assunção Botelho
Raquel Adjafre da Costa Matos
Renata Puppin Zandonadi

Ao final da aula prática, o aluno deverá atingir os seguintes objetivos:
1. Demonstrar a evolução de um cardápio desde a dieta normal à líquida restrita.
2. Verificar as diferenças de valor calórico total das diferentes dietas.
3. Avaliar as modificações na distribuição dos macronutrientes das diferentes dietas.
4. Avaliar o efeito do amido em preparações utilizadas em dietas pastosas e semilíquidas.
5. Demonstrar que outros tipos de alimentos podem ser evoluídos em dietas hospitalares.

Observação:
1. As porcentagens dos condimentos citados na prática estão relacionadas à matéria-prima principal dos experimentos.
2. Para a realização do teste de aceitabilidade deverá ser utilizada a tabela a seguir, com notas atribuídas por meio de escala hedônica de nove pontos.

Alimento	Sabor	Cor	Odor	Textura	Aceitabilidade Geral

VARIAÇÃO DE CONSISTÊNCIA

1. Dieta Normal

1.1. Bife bovino acebolado na chapa

Ingredientes	Quantidade	Técnica de Preparo
Coxão mole limpo	100 g	1. Pesar, limpar e pesar a carne. Calcular o fator de correção.
Cebola	10 g	2. Temperar com sal, alho e óleo.
Alho	1%	3. Aquecer a chapa e levar o bife à cocção (calor seco).
Sal	0,5%	Descascar a cebola e cortar em fatias finas. Acrescentar as
Óleo	2%	cebolas e corar. Marcar o tempo de cocção.
		4. Pesar e calcular o fator de cocção.
		5. Calcular o rendimento e a porção ideal.

1.2. Batata sauté

Ingredientes	Quantidade	Técnica de Preparo
Batata	60 g	1. Pesar, limpar e descascar a batata. Higienizar o cheiro-verde.
Sal	0,5%	Calcular o fator de correção.
Cheiro-verde	1%	2. Levar ao fogo brando com água suficiente para cobrir a
Manteiga	5 g	batata e adicionar sal.
		3. Após a cocção, retirar da água e sautear com a manteiga e o cheiro-verde picado.
		4. Pesar e calcular o fator de cocção.
		5. Calcular o rendimento e a porção ideal.

1.3. Arroz refogado

Ingredientes	Quantidade	Técnica de Preparo
Arroz cru	50 g	1. Pesar o arroz. Lavar e escorrer.
Cebola	1%	2. Descascar e cortar a cebola. Refogar a cebola no óleo e juntar o
Sal	0,5%	arroz.
Óleo	2%	3. Adicionar água fervente na proporção de 2,5 vezes o volume do arroz. Adicionar o sal. Submeter à cocção em fogo brando. Marcar o tempo (se necessário, adicionar mais água, sempre medindo).
		4. Pesar depois de pronto e calcular o índice de absorção.
		5. Calcular o rendimento, o fator de cocção e a porção ideal.

1.4. Feijão simples

Ingredientes	Quantidade	Técnica de Preparo
Feijão cru	60 g	1. Pesar e lavar. Deixar em remolho por 5 horas.
Sal	1,5%	2. Colocar em uma panela de pressão com 4 vezes o seu peso em água. Após liberar a pressão, marcar 3 minutos e desligar.
Cebola	1%	3. Pesar depois de pronto sem o caldo e anotar. Calcular o fator de cocção.
Óleo	2%	4. Descascar e cortar a cebola. Refogar à parte a cebola no óleo e juntar o feijão com o caldo e o sal. Deixar ferver por 2 minutos.
		5. Calcular o rendimento e a porção ideal.

1.5. Salada de alface, tomate e cenoura

Ingredientes	Quantidade	Técnica de Preparo
Alface Tomate Cenoura	10 g 30 g 30 g	1. Higienizar as hortaliças. 2. Cortar a alface em tiras, o tomate em rodelas e ralar a cenoura. Calcular o fator de correção. Pesar.

1.6. Maçã

Ingredientes	Quantidade	Técnica de Preparo
Maçã	1 unidade	Pesar, lavar e sanitizar.

1.7. Suco de laranja

Ingredientes	Quantidade	Técnica de Preparo
Laranja	2 unidades	1. Pesar e lavar. 2. Cortar ao meio e espremer para a retirada do suco. Medir o volume. Reservar.

2. Dieta Branda

2.1. Isca de carne bovina na chapa

Ingredientes	Quantidade	Técnica de Preparo
Coxão mole limpo Alho Sal Óleo	100 g 1% 0,5% 1%	1. Pesar, limpar e pesar a carne. Calcular o fator de correção. Cortar a carne em iscas. 2. Temperar com sal e alho. 3. Adicionar o óleo à chapa. Levar a carne à cocção (calor seco). Marcar o tempo de cocção. 4. Pesar e calcular o fator de cocção. 5. Calcular o rendimento e a porção ideal.

2.2. Batata cozida

Ingredientes	Quantidade	Técnica de Preparo
Batata Sal	60 g 1%	1. Higienizar, descascar e pesar a batata. Calcular o fator de correção. 2. Levar ao fogo brando com água suficiente para cobrir a batata e adicionar sal. 3. Pesar e calcular o fator de cocção. 4. Calcular o rendimento e a porção ideal.

Capítulo 15

2.3. Arroz refogado

Ingredientes	Quantidade	Técnica de Preparo
Arroz cru Cebola Sal Óleo	50 g 1% 0,5% 0,5%	1. Pesar o arroz. Lavar e escorrer. 2. Refogar a cebola no óleo e juntar o arroz e o sal. 3. Adicionar água, fervendo na proporção de 3 vezes o volume do arroz. Submeter à cocção em fogo brando. Marcar o tempo (se necessário, adicionar mais água, sempre medindo). 4. Pesar depois de pronto e calcular o índice de absorção. 5. Calcular o rendimento, o fator de cocção e a porção ideal.

2.4. Feijão simples

Ingredientes	Quantidade	Técnica de Preparo
Feijão cru Sal Cebola Óleo	60 g 1% 1% 0,5%	1. Pesar e lavar. Deixar em remolho por 5 horas. 2. Colocar em uma panela de pressão com 4 vezes o volume de água. Após liberar a pressão, marcar 3 minutos e desligar. 3. Pesar depois de pronto sem o caldo e anotar. Calcular o fator de cocção. 4. Refogar à parte a cebola no óleo e juntar o sal e o feijão com o caldo. Deixar ferver por 2 minutos. 5. Calcular o rendimento e a porção ideal.

Obs.: O caldo do feijão deverá ser reservado para o item 3.

2.5. Salada de cenoura

Ingredientes	Quantidade	Técnica de Preparo
Cenoura Sal	30 g 0,5%	1. Pesar e lavar. Descascar e calcular o fator de correção. 2. Levar à cocção com sal e água suficiente para cobrir até abrandar a hortaliça.

2.6. Maçã cozida à francesa

Ingredientes	Quantidade	Técnica de Preparo
Maçã Água	1 unidade 50 mL	1. Pesar, lavar e higienizar. 2. Descascar e retirar as partes não comestíveis. Calcular o fator de correção. 3. Cortar a maçã cozida à francesa e cozinhar com água em panela tampada (se necessário, adicionar mais água). 4. Pesar a preparação e calcular a porção ideal.

108   Capítulo 15

3. Dieta Pastosa

3.1. Carne bovina moída refogada

Ingredientes	Quantidade	Técnica de Preparo
Coxão mole moído Alho Sal Água	100 g 1% 0,5% 20 mL	1. Pesar todos os ingredientes. 2. Temperar a carne com sal e alho. 3. Cozinhar por 5 minutos em 20 mL de água. 4. Pesar e calcular o fator de cocção. 5. Calcular o rendimento e a porção ideal.

3.2. Cozido de batata com cenoura

Ingredientes	Quantidade	Técnica de Preparo
Batata Cenoura Sal Alecrim	55 g 35 g 0,5% 1 ramo	1. Pesar, limpar, descascar e calcular o fator de correção. 2. Cortar em pedaços pequenos. Levar ao fogo brando com o ramo de alecrim e água suficiente para cobrir a batata e a cenoura. 3. Acrescentar o sal. Se necessário, acrescentar mais água (medir). 4. Depois de cozidas, retirar o ramo de alecrim, amassar os pedaços até que fiquem pastosos. 5. Calcular o rendimento, o fator de cocção e a porção ideal.

3.3. Arroz papa

Ingredientes	Quantidade	Técnica de Preparo
Arroz cru Cebola Sal Óleo Azeite de oliva	35 g 1% 1% 0,5% 2 g	1. Pesar o arroz. Lavar e escorrer. 2. Refogar a cebola no óleo e juntar o arroz. 3. Adicionar água fervendo na proporção de 6 vezes o volume do arroz. Adicionar o sal e misturar. Submeter à cocção em fogo brando. Marcar o tempo (se necessário, adicionar mais água, sempre medindo). Ao final, acrescentar o azeite de oliva e misturar. 4. Pesar depois de pronto e calcular o índice de absorção. 5. Calcular o rendimento, o fator de cocção e a porção ideal.

3.4. Feijão simples

Ingredientes	Quantidade	Técnica de Preparo
Feijão cru Sal Cebola Óleo	40 g 1% 1% 2%	1. Pesar e lavar. Deixar em remolho por 5 horas. 2. Colocar em uma panela de pressão com 5 vezes o volume de água. Após liberar a pressão, marcar 4 minutos e desligar. 3. Pesar depois de pronto sem o caldo e anotar. Calcular o fator de cocção. 4. Refogar à parte a cebola no óleo e juntar o feijão com o caldo e o sal. Deixar ferver. 5. Amassar bem os grãos até ficar em consistência de tutu. 6. Calcular o rendimento, o fator de cocção e a porção ideal.

3.5. Maçã cozida à francesa

Ingrediente	Quantidade	Técnica de Preparo
Maçã	1 unidade	1. Pesar, lavar e higienizar. 2. Descascar e retirar as partes não comestíveis. Calcular o fator de correção. 3. Cortar a maçã e levar à cocção no micro-ondas por 4 minutos. Deixar descansar por mais 4 minutos. 4. Pesar, calcular o rendimento, o fator de cocção e a porção ideal.

4. Dieta Semilíquida, Líquida-pastosa ou Pastosa Homogênea

4.1. Carne bovina moída refogada

Ingredientes	Quantidade	Técnica de Preparo
Coxão mole moído Alho Sal Óleo Água	100 g 1% 0,5% 0,5% 20 mL	1. Pesar todos os ingredientes. 2. Temperar com sal e alho. 3. Refogar com o óleo durante 5 minutos, acrescentando água. 4. Liquidificar não necessariamente por completo. 5. Pesar e calcular o fator de cocção. 6. Calcular o rendimento e a porção ideal.

4.2. Cozido de Batata com cenoura

Ingredientes	Quantidade	Técnica de Preparo
Batata Cenoura limpa Sal Cheiro-verde	50 g 30 g 0,5% 1%	1. Pesar, limpar e pesar a batata e a cenoura. Calcular o fator de correção. 2. Cortar em pedaços pequenos. Levar ao fogo brando com água suficiente para cobrir a batata e a cenoura. 3. Acrescentar o sal e o cheiro-verde picado. Se necessário, acrescentar mais água, sempre medindo. 4. Depois de cozidas, liquidificar. 5. Calcular o rendimento, o fator de cocção e a porção ideal.

4.3. Arroz papa

Ingredientes	Quantidade	Técnica de Preparo
Arroz cru Cebola Sal Óleo Azeite de oliva	35 g 1% 1% 0,5% 2 g	1. Pesar o arroz. Lavar e escorrer. 2. Refogar a cebola no óleo e juntar o arroz. 3. Adicionar água fervendo na proporção de 6 vezes o volume do arroz. Submeter à cocção em fogo brando. 4. Marcar o tempo (se necessário, adicionar mais água, sempre medindo). 5. Pesar depois de pronto e calcular o índice de absorção. 6. Adicionar o azeite e liquidificar o arroz. 7. Calcular o rendimento, o fator de cocção e a porção ideal.

4.4. Feijão simples

Ingredientes	Quantidade	Técnica de Preparo
Feijão cru Sal Cebola Óleo	40 g 1% 1% 2%	1. Pesar e lavar. Deixar em remolho por 5 horas. 2. Colocar em uma panela de pressão com 5 vezes o volume de água. Após liberar a pressão, marcar 4 minutos e desligar. 3. Pesar depois de pronto sem o caldo e anotar. Calcular o fator de cocção. 4. Refogar à parte a cebola no óleo e juntar o feijão com o caldo e o sal. Deixar ferver. 5. Bater o feijão no liquidificador. 6. Calcular o rendimento, o fator de cocção e a porção ideal.

4.5. Maçã cozida à francesa

Ingrediente	Quantidade	Técnica de Preparo
Maçã	1 unidade	1. Pesar, lavar e higienizar. 2. Descascar e retirar as partes não comestíveis. Calcular o fator de correção. 3. Cortar a maçã e levar à cocção no micro-ondas por 4 minutos. Deixar descansar por mais 4 minutos. 4. Passar a maçã pela peneira. 5. Pesar, calcular o rendimento, o fator de cocção e a porção ideal.

5. Dieta Líquida Completa

5.1. Sopa de carne bovina, batata, cenoura, arroz e feijão

Ingredientes	Quantidade	Técnica de Preparo
Coxão mole moído	100 g	1. Pesar e medir todos os ingredientes. Calcular o fator de correção. Pesar, limpar e pesar de novo a batata e a cenoura.
Batata	50 g	
Cenoura	30 g	2. Lavar o arroz. Preparar o feijão como na dieta pastosa e usar somente o caldo.
Arroz	30 g	
Feijão	40 g	3. Levar a carne, a batata, a cenoura e o arroz à cocção em fogo brando com o caldo de feijão e água para completar 400 mL.
Alho	1%	
Sal	1%	4. Temperar com sal, óleo e cebola. Deixar ferver até completar a cocção. Se necessário, colocar mais água.
Óleo	5 mL	

5.2. Gelatina de uva

Ingredientes	Quantidade	Técnica de Preparo
Gelatina em pó incolor	12 g	1. Diluir a gelatina sem sabor em água morna (60°C). 2. Acrescentar o suco de uva gelado e misturar. 3. Após gelada, pesar a porção ideal.
Água	200 mL	
Suco de uva integral	300 mL	

6. Dieta Líquida Restrita

6.1. Caldo de carne bovina, batata e cenoura

Ingredientes	Quantidade	Técnica de Preparo
Coxão mole em cubos	100 g	1. Pesar os ingredientes. Descascar a batata e a cenoura. Calcular o fator de correção.
Batata	90 g	2. Cortar a batata e a cenoura em pedaços pequenos. Levar à cocção com água para cobrir e o sal. Quando bem cozidas, separar o caldo e pesar a porção. Descartar os ingredientes sólidos.
Cenoura	30 g	
Sal	1%	
		3. Calcular o rendimento e estimar a porção ideal.

Avaliação e Comentários

- Qual é a principal diferença entre as dietas normais e as brandas?
- Por que as quantidades de arroz, feijão e batata são diminuídas nas dietas pastosas e líquidas?
- Qual é o efeito da cocção na maçã?
- Comparar a concentração de sal e óleo presente nas preparações.
- Qual é a variação no Valor Energético Total (VET) entre as diferentes dietas?
- Quais são as principais consequências dessa variação?
- Em hospitais, utilizam-se somente essas variações de consistência? Quais são as possíveis modificações?
- Sugere-se montar os pratos de cada tipo de dieta e comparar a variação de consistência.
- Fazer o Teste de Aceitabilidade.

Nota: no QRcode a seguir, você poderá acessar um quadro com as definições e os alimentos permitidos e aqueles que devem ser evitados para cada tipo de dieta.

Acesse o QRCode e visualize o quadro:
Características das dietas em função da variação de consistência.

Capítulo 16

Micro-ondas

Erika Barbosa Camargo
Raquel Braz Assunção Botelho
Renata Puppin Zandonadi

Ao final da aula prática, o aluno deverá atingir os seguintes objetivos:
1. Descrever as diferenças de textura, sabor e consistência entre alimentos preparados com o uso de micro-ondas e métodos de cocção convencionais.
2. Discutir a importância de períodos de descanso na utilização do micro-ondas.
3. Descrever os efeitos no desenvolvimento de odor e escurecimento não enzimático.
4. Avaliar o efeito do uso de micro-ondas no amaciamento de carnes vermelhas e brancas.
5. Comparar o rendimento de cereais preparados com o uso de micro-ondas e métodos de cocção convencionais.

Observação:
1. As porcentagens dos condimentos citados na prática estão relacionadas à matéria-prima principal dos experimentos.
2. Para a realização do teste de aceitabilidade deverá ser utilizada a tabela a seguir, com notas atribuídas por meio de escala hedônica de nove pontos.

Alimento	Sabor	Cor	Odor	Textura	Aceitabilidade Geral

MICRO-ONDAS

1. Pescado

1.1. Robalo ao molho

Ingredientes	Quantidade	Técnica de Preparo
Filé de robalo Champignon Purê de tomate Alcaparra Azeite de oliva Coentro Alho	300 g 30 g 200 g 10 g 8 g 2 g 1 dente	1. Higienizar o coentro, descascar e amassar o alho antes do procedimento de cocção. 2. Pesar e medir todos os ingredientes. 3. Cortar o robalo em cubos de 3 cm. 4. Em um refratário, misturar todos os ingredientes, com exceção do robalo e do coentro. Tampar e levar ao micro-ondas. Cozinhar em potência alta por 6 minutos. 5. Acrescentar os cubos de robalo e misturar. Tampar e levar à cocção novamente por 4 minutos em potência alta. 6. Polvilhar com o coentro picado e higienizado e reservar. 7. Pesar a preparação. Calcular o rendimento, o fator de cocção e a porção ideal.

– Repetir a operação acrescentando 1% de sal à preparação antes da cocção.

1.2. Robalo "grelhado"

Ingredientes	Quantidade	Técnica de Preparo
Filé de robalo Alho Azeite de oliva Coentro	100 g 1 dente 4 g 0,5 g	1. Higienizar o coentro, descascar e amassar o alho antes do procedimento de cocção. 2. Pesar e medir os ingredientes. 3. Cortar o robalo em cubos de 3 cm e temperar com o alho e o azeite. Tampar e levar ao micro-ondas em potência alta por 4 minutos. Deixar descansar. 4. Polvilhar com coentro e reservar. 5. Pesar a preparação. Calcular o rendimento, o fator de cocção e a porção ideal.

– Repetir a operação acrescentando 1% de sal à preparação antes da cocção.

Avaliação e Comentários

- Qual é a diferença na textura encontrada entre os dois tipos de preparação?
- O que acontece quando adicionamos o sal antes da cocção ao pescado?
- Qual é a diferença no rendimento entre os três procedimentos? Por quê?
- Qual é a função do molho na preparação do robalo?
- Fazer o Teste de Aceitabilidade.

2. Carne Bovina

2.1. Bifes bovinos ao molho de mostarda

Ingredientes	Quantidade	Técnica de Preparo
Bife de contrafilé Azeite de oliva Sal Pimenta-do-reino Manteiga Cebola Tomate Mostarda Shoyu Mel	2 unidades 8 g 0,5% 0,1% 10 g ½ unidade grande 2 unidades 37 g 7 g 5 g	1. Pesar e medir os ingredientes. 2. Higienizar o tomate e descascar e cortar a cebola antes dos procedimentos de cocção. 3. Temperar os bifes com azeite, sal e pimenta. Cobrir com papel-manteiga e levar ao micro-ondas em potência alta por 3 minutos. Abrir o forno e virar os bifes. Iniciar nova cocção por 3 minutos. Reservar. 4. À parte, no micro-ondas, refogar a cebola na manteiga por 4 minutos em potência alta. Acrescentar os tomates sem pele e sem semente e os ingredientes restantes. Levar à cocção por mais 6 minutos, mexendo 2 vezes. 5. Deixar repousar por 1 minuto e servir sobre os bifes. 6. Pesar a preparação. Calcular o rendimento, o fator de cocção e a porção ideal.
– Repetir a operação acrescentando 2% de sal à preparação antes da cocção.		

2.2. Bifes bovinos "grelhados"

Ingredientes	Quantidade	Técnica de Preparo
Bife de contrafilé Azeite de oliva Sal Pimenta-do-reino	1 unidade 2,5 mL 1% 0,5%	1. Pesar e medir todos os ingredientes. 2. Temperar o bife com azeite, sal e pimenta. Cobrir com papel manteiga e levar ao micro-ondas em potência alta por 2 minutos para cada lado. Reservar. Se possível, usar a função dourar e retirar o papel manteiga. 3. Pesar a preparação. Calcular o rendimento, o fator de cocção e a porção ideal.

Avaliação e Comentários

– Qual é a diferença na textura encontrada entre os dois tipos de preparação?
– Comparar o efeito do uso do micro-ondas em pescados e carne vermelha (associar à estrutura de cada tipo de carne).
– Qual é a influência do sal na preparação de carnes vermelhas?
– A ausência de tostadura afeta o desenvolvimento de sabor em carnes vermelhas?
– Qual é a função do molho na preparação do bife?
– Qual método de cocção você recomendaria: o convencional ou o micro-ondas? Por quê?
– Fazer o Teste de Aceitabilidade.

3. Cereais

3.1. Espaguete à moda do chef

Ingredientes	Quantidade	Técnica de Preparo
Espaguete	250 g	1. Pesar e medir todos os ingredientes.
Óleo	10 mL	2. Higienizar o tomate e descascar e cortar a cebola antes dos
Água	1.000 mL	procedimentos de cocção
Sal	1%	3. Misturar a água, o sal e o óleo. Levar ao forno de micro-ondas
Molho		na potência alta por 5 minutos. Colocar o macarrão, misturar
Bacon	50 g	e levar à cocção por 8 minutos, mexendo 2 vezes. Escorrer,
Cebola ralada	1 unidade grande	calcular o índice de absorção e reservar.
Tomate	1 unidade	4. Para o molho, fritar o bacon em um refratário forrado com papel
Gemas	2 unidades	absorvente e tampado por 1,5 minuto em potência alta.
Queijo ralado	100 g	5. Misturar a cebola ralada e o tomate picado sem pele e sem
		semente. Aquecer no micro-ondas por 2,5 minutos, mexendo
		1 vez. Retirar do forno. Misturar as gemas e o queijo e unir
		ao molho. Juntar ao espaguete.
		6. Aquecer no micro-ondas por mais 1 minuto.
		7. Pesar a preparação. Calcular o rendimento, o fator de cocção
		e a porção ideal.

3.2. Arroz com brócolis

Ingredientes	Quantidade	Técnica de Preparo
Arroz	100 g	1. Pesar e medir todos os ingredientes.
Óleo	3 mL	2. Em um recipiente para micro-ondas e vegetais, levar o brócolis
Alho	1 g	à cocção em potência alta por 3 minutos com 100 mL de água
Sal	1 g	no fundo do recipiente. Deixar descansar.
Brócolis	30 g	3. À parte, colocar o arroz, o sal, o óleo e o alho em um refratário
		fundo. Levar à cocção com 250 mL de água em potência alta
		por 12 minutos. Deixar descansar por 5 minutos.
		4. Picar os brócolis cozidos em pequenos pedaços. Após a
		cocção do arroz, misturar totalmente.
		5. Pesar a preparação. Verificar o tempo.
		6. Calcular o rendimento, o fator de cocção e a porção ideal.

– Repetir a operação acrescentando sal ao brócolis antes de submetê-lo à cocção.

Avaliação e Comentários

– Qual é a diferença encontrada no rendimento do arroz feito no micro-ondas quando em comparação com os métodos convencionais? E o macarrão?
– Qual é o efeito do micro-ondas na cocção de bacon?
– Com relação ao bacon, o que aconteceria se o tempo de cocção fosse dobrado? Explique.
– Comparar a consistência do molho usado no espaguete com a consistência de molhos submetidos a métodos de cocção convencionais.
– Qual é o efeito do sal na cor do brócolis? Por quê?
– Qual é a diferença da cor do brócolis com o uso de micro-ondas quando em comparação com os métodos de cocção convencionais?
– Fazer o Teste de Aceitabilidade.

4. Vegetais

4.1. Torta de batata recheada

Ingredientes	Quantidade	Técnica de Preparo
Massa:		1. Pesar e medir todos os ingredientes.
Batata cozida	250 g	2. Levar a batata descascada à cocção com a água em
Água	250 mL	potência alta por 10 minutos e deixar descansar por 3
Ovo	1 unidade	minutos. Passar no espremedor e deixar esfriar.
Manteiga	10 g	3. Misturar todos os ingredientes da massa, mexer bem e
Farinha de trigo	15 g	reservar.
Amido de milho	8 g	4. Em outro recipiente, misturar o palmito picadinho, o
Sal	1%	azeite, a cebola, os tomates picados sem pele e sem
		semente, a salsinha e os temperos. Levar à cocção em
Recheio:		potência alta por 10 minutos, mexendo 2 vezes.
Palmito	½ vidro pequeno	5. Em um refratário, colocar a metade da massa e o
Azeite de oliva	8 mL	recheio depois. Cobrir com o restante da massa.
Cebola ralada	½ unidade pequena	Salpicar o queijo ralado. Pesar a preparação antes da
Tomate	1 unidade	cocção. Levar à cocção em potência média por 10
Salsa fresca	2,5 g	minutos. Deixar descansar por 5 minutos.
Sal	1%	6. Pesar a preparação. Calcular o rendimento, o fator de
Pimenta-do-reino	0,1%	cocção e a porção ideal.
Cobertura:		
Queijo parmesão ralado	25 g	

4.2. Batatas chips

Ingredientes	Quantidade	Técnica de Preparo
Batata	3 unidades grandes (uma para cada tipo de preparação)	1. Pesar e medir todos os ingredientes.
		2. Descascar uma batata e cortar em fatias bem finas (*chips*). Secar as batatas em papel-toalha.
		3. Acomodar as fatias de batata em forma própria para fazer
Sal	1%	*chips* em micro-ondas. Caso não tenha a forma, colocar papel filme sobre o prato de micro-ondas, de forma que não encoste no fundo, e espalhar sobre o papel filme, com cuidado para não sobrepor as fatias.
		4. Submeter à cocção em micro-ondas em potência alta por 5 minutos. Virar as batatas e cozinhar por mais 5 minutos (caso não esteja crocante e com coloração acastanhada, deixar por mais alguns minutos).
		5. Polvilhar o sal.
		6. Calcular o rendimento e o fator de cocção.
— Repetir a operação com a outra batata adicionando sal antes da cocção.		
— Repetir a operação cortando a batata em forma de palitos (semelhante à batata frita).		

Capítulo 16　　　　119

Avaliação e Comentários

– Comparar o rendimento da batata após a cocção no micro-ondas com os métodos de cocção convencionais.
– Por que não há desenvolvimento de crocância na preparação apesar do uso de farinha de trigo?
– O desenvolvimento do sabor e da cor não é o mesmo quando se utiliza o método de cocção convencional (forno). Explique esta assertiva.
– Comparar as características das batatas *chips* com adição de sal antes e após a cocção.
– Fazer o Teste de Aceitabilidade.

5. Bolos

5.1. Bolo de chocolate

Ingredientes	Quantidade	Técnica de Preparo
Ovos	2 unidades	1. Pesar e medir todos os ingredientes.
Farinha de trigo	170 g	2. Em batedeira, bater as gemas, o açúcar e a manteiga
Chocolate em pó	60 g	até virar um creme. Acrescentar os ingredientes secos
Açúcar	150 g	(farinha, chocolate em pó, açúcar, sal e bicarbonato)
Manteiga	100 g	previamente misturados, alternando com o leite.
Leite integral	270 mL	3. Bater as claras em neve e acrescentar.
Bicarbonato de sódio	2 g	4. Colocar em forma untada e enfarinhada e assar por 10
Sal	1 pitada	minutos em potência alta. Deixar descansar.
		5. Pesar a preparação. Calcular o rendimento, o fator de
		cocção e a porção ideal.

5.2. Bolo branco com calda de chocolate

Ingredientes	Quantidade	Técnica de Preparo
Massa:		1. Pesar e medir todos os ingredientes.
Ovos	3 unidades	2. Em batedeira, bater o açúcar e a manteiga da massa
Farinha de trigo	330 g	até virar um creme. Acrescentar as gemas e bater
Açúcar	300 g	bem. Acrescentar os ingredientes secos (previamente
Manteiga	170 g	misturados), alternando com o leite.
Leite integral	180 mL	3. Bater e acrescentar as claras em neve.
Fermento químico	2 g	4. Colocar em forma untada e enfarinhada e assar por 10
Sal	1 pitada	minutos em potência alta. Deixar descansar. Pesar a
		preparação.
Calda:		5. Levar os ingredientes da calda ao micro-ondas em
Chocolate em pó	45 g	potência alta por 2 minutos.
Açúcar	200 g	6. Cobrir o bolo.
Leite integral	180 mL	7. Calcular o rendimento, o fator de cocção e a porção
Manteiga	20 g	ideal.
Baunilha	5 gotas	

Avaliação e Comentários

- A ausência de escurecimento foi observada apenas no bolo branco. Explique o motivo.
- Por que se utiliza bicarbonato de sódio no bolo de chocolate e não o fermento químico?
- Qual é a diferença entre utilizar o bicarbonato de sódio como agente de crescimento e o fermento químico? Qual é o efeito provocado pelo uso de fermento químico em preparações no micro-ondas? O que aconteceria se no bolo branco o fermento fosse substituído por bicarbonato?
- Como a formação do glúten interfere no extravasamento da massa que contém fermento?
- Você indicaria o uso de micro-ondas para a cocção de bolos? Explique.
- Comparar a diferença de sabor entre os bolos.
- Fazer o Teste de Aceitabilidade.

Capítulo 16

Capítulo 17

Alimentação
Pré-escolar e Escolar

Erika Barbosa Camargo
Raquel Braz Assunção Botelho
Renata Puppin Zandonadi
Ivana Aragão Lira Vasconcelos

Ao final da aula prática, o aluno deverá atingir os seguintes objetivos:
1. Introduzir alimentos ricos em vitaminas e minerais em preparações convencionais.
2. Elaborar estratégias para incentivar o consumo de hortaliças e frutas nessa população.
3. Enriquecer preparações com fibras, a fim de incentivar o consumo das mesmas.
4. Motivar a introdução de alimentos saudáveis com criatividade.
5. Reduzir a quantidade de sódio, açúcar e gordura das preparações e manter boa aceitabilidade.

Observação:
1. As porcentagens dos condimentos citados na prática estão relacionadas à matéria-prima principal dos experimentos.
2. Para a realização do teste de aceitabilidade deverá ser utilizada a tabela a seguir, com notas atribuídas por meio de escala hedônica de nove pontos.

Alimento	Sabor	Cor	Odor	Textura	Aceitabilidade Geral

ALIMENTAÇÃO PRÉ-ESCOLAR E ESCOLAR

1. Suflê de Repolho

Ingredientes	Quantidade	Técnica de Preparo
Repolho	300 g	1. Pesar e medir todos os ingredientes.
Água	300 mL	2. Lavar, sanitizar o repolho e cortar em tiras.
Leite integral	250 mL	3. Em uma panela, aquecer a água. Após iniciada a
Amido de milho	150 g	ebulição (calor úmido), adicionar o repolho com sal e
Ovos	3 unidades	cozinhar por 7 minutos em panela aberta.
Fermento em pó	1 colher de sopa	4. Bater no liquidificador o repolho com o leite, o amido
Sal	1%	de milho, as gemas, o fermento, metade da aveia e
Queijo parmesão ralado	50 g	metade do queijo ralado.
Aveia em flocos finos	50 g	5. Em um outro recipiente, bater as claras em neve e
Óleo vegetal	Para untar	misturar delicadamente à massa.
		6. Misturar o restante do queijo e da aveia e polvilhar sobre a massa. Pesar a preparação.
		7. Levar para assar a 150°C em forma untada com óleo.
		8. Pesar a preparação após a cocção. Verificar o tempo de preparo.
		9. Calcular o rendimento, o fator de cocção e a porção ideal para esse grupo (pré-escolar e escolar).

Avaliação e Comentários

– Por que é necessário fazer a cocção do repolho com a panela aberta?
– Por que o repolho foi escolhido para a elaboração de uma guarnição?
– Fazer o Teste de Aceitabilidade.

2. *Nuggets* de Peixe Assados

Ingredientes	Quantidade	Técnica de Preparo
Filé de tilápia fresco	4 filés médios (500 g)	1. Cortar os filés em pedaços de 6 cm (tamanho dos *nuggets*). Misturar o alho, o suco de limão, as ervas
Alho picado	2 dentes (7 g)	secas e o sal.
Sal	0,5%	2. Deixar os filés marinando por 10 minutos.
Limão (suco)	2 unidades (70 mL)	3. No processador, triturar os flocos de milho com o
Salsa e cebolinha seca	0,4 g	sal e a páprica. Reservar.
Tomilho seco	0,4 g	4. Em outro recipiente, bater os ovos levemente com
Óleo vegetal	Untar	um garfo e reservar.
		5. Passar os pedaços de filés na farinha de trigo, em
Cobertura:		seguida no ovo e, depois, na mistura de farinha de
Farinha de milho tipo beiju	100 g	milho, cobrindo bem os filés. Repetir o processo até finalizar todos os pedaços de filé.
Sal	2%	6. Untar uma assadeira grande com óleo vegetal. Pré-aquecer o forno a 240°C por 5 minutos. Distribuir os
Páprica doce	2 g	pedaços de filés na assadeira e levar ao forno por 25 a
Farinha de trigo	75 g	30 minutos, virando os filezinhos na metade do tempo.
Ovo de galinha	2 unidades	7. Pesar a preparação. Calcular o rendimento, o fator de cocção e a porção ideal para o grupo (pré-escolar e escolar), tanto como opção de lanche quanto para opção de almoço.

Avaliação e Comentários

- Que tipo(s) de peixe é(são) indicado(s) para preparações para crianças? O que pode ser feito para melhorar a aceitabilidade desse ingrediente?
- Calcular as quantidades de gordura e de sódio da porção.
- Comparar a lista de ingredientes e o valor de gordura e sódio dos *nuggets* industrializados e dos *nuggets* caseiros.
- Fazer o Teste de Aceitabilidade.

3. Bolos

3.1. Bolo de frutas sem açúcar

Ingredientes	Quantidade	Técnica de Preparo
Banana sem casca	250 g (3 unid. médias)	1. Em um recipiente, amassar as bananas sem casca. Adicionar a aveia, o cacau em pó e misturar com uma colher.
Cacau em pó	30 g	2. Em outro recipiente, colocar os ovos, o óleo e a maçã com casca picada. Triturar tudo com o *mixer* ou liquidificador. Após o batimento, misturar com os ingredientes secos.
Aveia em flocos finos	105 g	
Uva-passa	55 g	3. Por último, adicionar o fermento, misturar delicadamente com a colher.
Maçã com casca	162 g (1 unid. grande)	
Ovos	2 unidades	4. Pré-aquecer o forno a 200°C por cerca de 5 minutos. Untar, com óleo e farinha uma forma retangular pequena (30 × 20 cm). Despejar parte da massa na forma, espalhar as uvas--passas e despejar o restante da massa.
Óleo vegetal	19 g	
Fermento químico	11 g	
Farinha de trigo	Para untar	5. Colocar para assar em forno a 180-200°C por cerca de 20 minutos. Fazer o teste do palito/garfo para saber se o bolo está pronto.
Óleo vegetal	Para untar	6. Pesar a preparação. Calcular o rendimento, o fator de cocção e a porção ideal para o grupo (pré-escolar e escolar).

Avaliação e Comentários

- Qual a função da maçã na preparação? Que outro(s) ingrediente(s) poderia(m) cumprir a mesma função?
- Quais as diferenças entre cacau em pó, chocolate em pó e achocolatado em pó em termos de teor de açúcar × cacau? Avaliar, nos rótulos, a lista de ingredientes.
- Calcular as quantidades de gordura e de fibras por porção.
- Fazer o Teste de Aceitabilidade.

Capítulo 17

3.2. Bolo de chocolate com biomassa de banana-verde

Ingredientes	Quantidade	Técnica de Preparo
Farinha de trigo	350 g	1. Pesar e medir todos os ingredientes.
Açúcar refinado	150 g	2. Bater no liquidificador a água, o óleo e os ovos por 5
Chocolate em pó	120 g	minutos.
Biomassa de banana-verde	180 g	3. Acrescentar a biomassa* e bater por mais 3 minutos.
Óleo vegetal	50 g	Adicionar essa mistura ao recipiente com a farinha
Água	250 g	de trigo, o chocolate em pó e o açúcar. Colocar o
Ovos	2 unidades	fermento em pó e mexer. Transferir a massa para
Fermento químico	10 g	uma forma untada com óleo e farinha de trigo e, em
Óleo vegetal	Para untar	seguida, assar (180°C) em forno pré-aquecido por 30
Farinha de trigo	Para untar	minutos.

*Preparo da biomassa de banana-verde: Lavar as bananas-verdes (300 g) com água e cozinhar em panela de pressão (água para cobrir as bananas) por 10 minutos. Deixar a pressão perder-se naturalmente. Destampar a panela, descascar as bananas e centrifugar por 6 minutos. Colocar em recipiente metálico e mergulhar o fundo do recipiente em outro recipiente contendo água gelada e gelo (branqueamento).

Avaliação e Comentários

– Qual é a vantagem da utilização da biomassa de banana-verde?
– Comparar a quantidade de açúcar e gordura utilizada nesta receita com a quantidade utilizada em uma receita de bolo de chocolate comum e comentar as diferenças.
– Fazer o Teste de Aceitabilidade.

4. Arroz Cor-de-rosa

Ingredientes	Quantidade	Técnica de Preparo
Arroz	100 g	1. Pesar e medir todos os ingredientes.
Óleo	2 mL	2. Lavar a beterraba e partir em 2 partes.
Alho	1 g	3. Dourar o alho no óleo e refogar o arroz. Levar à cocção, com
Sal	1 g	2,5 vezes o volume de água, a beterraba e o sal.
Beterraba	100 g	4. Após finalizada a cocção do arroz, retirar as partes de
		beterraba do arroz.
		5. Pesar a preparação. Verificar o tempo de preparo.
		6. Calcular o rendimento, o fator de cocção e a porção ideal para
		este grupo (pré-escolar e escolar).

Avaliação e Comentários

– Na elaboração do arroz, qual é o objetivo, além da coloração, de se adicionar um vegetal à cocção?
– Fazer o Teste de Aceitabilidade.

5. Nhoque de Batata-doce com Espinafre

Ingredientes	Quantidade	Técnica de Preparo
Nhoque:		1. Descascar as batatas-doces, cortar em rodelas. Colocar em uma assadeira untada e cobrir com papel-alumínio. Levar para assar em forno médio até ficarem macias, aproximadamente, 30 minutos a 180°C. Amassar como se fosse um purê e deixar esfriar.
Batata-doce	500 g	
Folhas de	190 g	
espinafre		
Farinha de trigo	200 g	2. Aquecer uma panela com 500 mL de água e, assim que começar a ferver, colocar o espinafre na água quente e contar 3 minutos. Preparar uma tigela com água gelada (500 mL) e bastante gelo (cerca de 12 cubos). Passados os 3 minutos, escorrer bem o espinafre e colocar as folhas dentro da água gelada. Assim que o espinafre estiver bem resfriado, escorrer e pegar todas as folhas de espinafre, com as mãos, e apertar bem várias vezes para eliminar o máximo de água. Para secar mais as folhas, colocar sobre uma folha de papel e pressionar para retirar mais um pouco da umidade.
Ovo de galinha	2 unidades	
Sal	4 g	
Noz-moscada	0,2 g	
Água	3,5 L	
Óleo vegetal	Para untar	
Farinha de trigo	Para polvilhar	
Água gelada	1 L	
Gelo	2 formas (cerca de 24 cubos)	
		3. No liquidificador, colocar os ovos e as folhas de espinafre e bater bem.
Molho ao sugo:		4. Com a batata-doce fria, adicionar o sal, a noz-moscada ralada e o creme de espinafre. Misturar muito bem os ingredientes e começar a adicionar, aos poucos, a farinha de trigo. Misturar bem até obter uma massa moldável e que não grude nas mãos (avaliar a necessidade de utilizar toda a quantidade de farinha da receita).
Tomate italiano (ou comum)	160 g (1 unid. média)	
Cenoura picada	25 g	
Beterraba picada	25 g	
Cebola picada	12 g	5. Colocar a massa sobre uma bancada enfarinhada, fazer rolinhos de aproximadamente 1 cm de diâmetro e cortar os nhoques. Colocar em uma forma enfarinhada. Levar ao fogo uma panela grande com 3 L de água e, assim que começar a ferver, colocar aproximadamente 10 nhoques por vez. Assim que eles subirem para a superfície (1 a 2 minutos), significa que estão prontos. Retirar com uma escumadeira e colocar dentro de uma tigela com 500 mL de água gelada e 12 cubos de gelo. Deixar por 1 minuto.
Alho picado	1,5 g (1 dente pequeno)	
Azeite de oliva	4 mL	
Salsa seca	0,2 g	
Manjericão seco	0,2 g	
Sal	1 g	
Água	100 mL	
		6. Assim que todos os nhoques estiverem cozidos, servir com o molho já quente.
		7. **Para o molho,** colocar o tomate com pele e sementes, a cenoura e a beterraba no liquidificador. Bater bem.
		8. Em uma panela, refogar o azeite com o alho e a cebola, juntar o molho batido e acrescentar a água, a salsa, o sal e o manjericão. Deixar cozinhar por cerca de 10 minutos em fogo baixo, mexendo sempre, para apurar.
		9. Pesar a preparação. Calcular o rendimento, o fator de cocção e a porção ideal para o grupo (pré-escolar e escolar) como opção de almoço.

Avaliação e Comentários

- Por que assar a batata-doce em vez de cozinhá-la em água?
- Quais são as diferenças entre o molho caseiro e o molho de tomate tradicional? Observar a lista de ingredientes nos rótulos. Calcular as quantidades de gordura e de sódio da porção.
- Fazer o Teste de Aceitabilidade.

Capítulo 17

6. Bolinho de Arroz com Hortaliças

Ingredientes	Quantidade	Técnica de Preparo
Recheio:		1. Para fazer o recheio, ralar a cenoura e picar o
Cenoura	35 g	brócolis, a cebola e o alho.
Brócolis	57 g	2. Colocar o azeite e a cebola picada em uma panela e
Cebola	48 g	refogar bem até dourar.
Alho	1,8 g (1 dente	3. Acrescentar o alho picado e refogar junto com o
	pequeno)	azeite e a cebola.
Azeite de oliva	4 mL	4. Juntar a cenoura ralada e o brócolis picado ao
Cheiro-verde seco (salsa	0,3 g	refogado e deixar refogar por cerca de 5 minutos.
e cebolinha)		5. Acrescentar o sal, a salsa e a cebolinha. Reservar.
Sal	1,25 g	6. Picar bem e triturar o recheio no processador de
		alimentos. Depois, juntar com todos os outros
Massa:		ingredientes da massa em uma tigela.
Arroz branco cozido*	226 g	7. Misturar bem até dar o ponto de fazer as bolinhas.
Farinha de trigo	50 g	Para facilitar, umedecer as mãos e, com a ajuda de
Ovos de galinha	2 unidades	uma colher de sopa, pegar os bocados e fazer as
Sal	1 g	bolinhas com as mãos, apertando e enrolando.
		8. Colocar em um prato ou assadeira. Pré-aquecer a *air fryer* por 3 a 5 minutos a 200ºC. Colocar a metade dos bolinhos na cesta da *air fryer* e programar por 15 minutos a 200ºC ou até dourar. Repetir o processo no forno convencional pré-aquecido com a outra metade dos bolinhos e calcular o tempo.
		9. Pesar a preparação. Calcular o rendimento, o fator de cocção e a porção ideal para o grupo (pré-escolar e escolar), tanto como opção de lanche quanto para opção de almoço.

* *Preparo do arroz branco cozido (se possível, fazer no dia anterior ou aproveitar o que sobrou de outras refeições):* Ferver a água (cerca de 350 mL). Lavar o arroz (160 g) bem e deixar escorrer. Em uma panela, adicionar o óleo vegetal (3 mL), deixar esquentar, adicionar arroz e deixar refogar misturando bem. Acrescentar o alho (2,8 g) e o sal (0,8 g) e continuar a refogar. Adicionar a água fervente. Cozinhar até secar. O rendimento do arroz pode variar de acordo com a qualidade. Toda a quantidade obtida do preparo do arroz deve ser utilizada na receita do bolinho.

Avaliação e Comentários

– Há diferença, com relação aos benefícios à saúde, em consumir a preparação com o arroz feito com antecedência (armazenado em geladeira) ou fazê-lo na mesma hora que irá preparar a receita?

– Qual a diferença de usar forno tipo *air fryer* ou forno convencional para a preparação dos bolinhos? Pode haver diferença na aceitabilidade?

– Calcular as quantidades de gordura e de sódio da porção.

– Fazer o Teste de Aceitabilidade.

7. Tapioca Verde

Ingredientes	Quantidade	Técnica de Preparo
Couve manteiga Água Polvilho doce Sal Azeite de oliva (untar) Água gelada	60 g (2 folhas médias) 150 mL 200 g 2 g 2 mL Para mergulhar as folhas	1. Cozinhar rapidamente a couve em água fervente por cerca de 2 minutos. Depois, mergulhar as folhas em água gelada por mais 2 minutos. Bater 150 mL de água com a couve. Coar com uma peneira. 2. Separar 120 mL do suco de couve. Acrescentar, aos poucos, ao polvilho doce com o sal. Misturar com as pontas dos dedos até formar uma farofa úmida. Passar a mistura pela peneira com ajuda de uma colher. 3. Esquentar uma frigideira e pincelar um pouquinho de azeite. Em fogo baixo, acrescentar cerca de 3 colheres de sopa cheias de massa e espalhar no fundo da frigideira (12 cm). Deixar por cerca de 2 minutos em cada lado ou até soltar do fundo da frigideira. 4. Repetir o procedimento sem a necessidade de pincelar a frigideira novamente. Rechear conforme a preferência. 5. Pesar a preparação. Calcular o rendimento, o fator de cocção e a porção ideal para o grupo (pré-escolar e escolar).

Avaliação e Comentários

– Qual o nome do processo feito com a couve, nesta receita, antes de bater o suco? Qual é a função desse processo?

– Que outro(s) tipo(s) de hortaliça ou pigmentos naturais podem ser utilizados para dar cor à tapioca?

– O que pode ser feito com o bagaço da couve? Que opções de recheios podem ser sugeridas para lanche e que poderiam ter boa aceitação pelas crianças?

– Fazer o Teste de Aceitabilidade.

8. Mini-hambúrguer de Frango

Ingredientes	Quantidade	Técnica de Preparo
Frango cru – peito Aveia em flocos finos Abobrinha italiana com casca Alho Cebola picada Azeite de oliva Orégano Sal Cheiro-verde fresco Manjericão seco Alecrim seco Farinha de rosca Óleo vegetal	½ peito (250 g) 50 g 100 g 2 dentes médios (6 g) 130 g 24 g 0,2 g 2 g 20 g 0,4 g 0,4 g 40 g Para untar	1. Separar e pesar os ingredientes. Higienizar a abobrinha italiana e, depois, ralar com a casca. Descascar e picar a cebola e o alho. Picar o cheiro-verde. 2. No processador, colocar o peito de frango e pulsar algumas vezes até triturar totalmente. 3. Em um recipiente, adicionar o frango triturado e misturar com a aveia, a abobrinha ralada, a cebola picada, o azeite, o orégano, o sal, o alho, o cheiro-verde, o manjericão e o alecrim. 4. Por fim, modelar os hambúrgueres (tamanho mini) e passar os dois lados pela farinha de rosca. Levar ao forno pré-aquecido a 180 ºC, para assar, em forma previamente untada com óleo, por cerca de 30 minutos (virar com 15 minutos, tempo para dourar o outro lado). 5. Servir com minipães de hambúrguer e salada de preferência.* Pesar a preparação. Calcular o rendimento, o fator de cocção e a porção ideal para o grupo (pré-escolar e escolar).
*Poderá substituir por pãezinhos tipo brioche. A salada pode ser composta por folhas cruas picadas (ou *baby leaf*) previamente higienizadas e não amargas, como alface-americana (alface lisa, alface roxa ou alface-crespa, acelga) e uma rodela de tomate, por exemplo.		

Avaliação e Comentários

- Outra(s) parte(s) do frango poderia(m) ser utilizada(s) para essa preparação? Influenciaria os aspectos nutricionais ou a aceitabilidade das crianças?
- Calcular as quantidades de gordura, de fibras e de sódio da porção.
- Calcular a porcentagem de sal da preparação. Essa quantidade, considerando--se os demais ingredientes, é suficiente para boa aceitabilidade?
- Quais os papéis da abobrinha italiana e da aveia na preparação? Poderiam ser substituídas por outro(s) ingrediente(s)?
- Fazer o Teste de Aceitabilidade.

9. Guacamole com Tortilha *Chips*

Ingredientes	Quantidade	Técnica de Preparo
Guacamole:		1. Para fazer o guacamole, colocar o tomate na água fervente
Abacate	510 g (1 unid. média)	por 3 a 4 minutos ou até começar a soltar a pele. Retirar e deixar esfriar por 10 minutos em água filtrada. Tirar a
Tomate	165 g (1 unid. média)	pele do tomate com os dedos, abrir e retirar as sementes. Cortar a polpa em cubos pequenos.
Cebola	40 g (½ unid. pequena)	2. Abrir o abacate, amassar com um garfo, picar a cebola em cubos bem pequenos ou ralar. Misturar o abacate com o tomate e a cebola.
Limão taiti (suco)	20 mL (½ unid.)	3. Espremer o suco do limão, adicionar o sal e a páprica e misturar bem com os demais ingredientes. Levar à
Sal	3 g	geladeira até a hora de servir.
Páprica picante	0,2 g	4. Para fazer as tortilhas, bater o ovo levemente com um garfo para homogeneizar gema e clara. Em uma tigela,
		colocar a farinha de trigo, a farinha de milho, os temperos e o ovo batido. Acrescentar a água aos poucos e mexer com
Tortilhas:		uma colher até dar o ponto de massa para abrir com o rolo.
Ovo de galinha	1 unidade	5. Untar uma bancada com farinha de trigo e despejar a
Farinha de trigo	87 g	massa sobre ela. Sovar levemente a massa até soltar das
Farinha de milho amarela flocada*	76 g	mãos. Usar mais farinha de trigo na bancada, se precisar. Se ficar muito seca, acrescentar mais água aos poucos até
Colorau	1,5 g	chegar no ponto. É importante sovar antes de acrescentar mais farinha ou água para chegar no ponto certo. Dividir a
Sal	3 g	massa em 3 partes iguais. Abrir cada parte com um rolo de
Água	55 g	massa até ficar bem fina. Para não grudar, usar um pouco
Salsa, cebolinha e alho secos**	2,5 g	de farinha de trigo. Quanto mais fina a massa ficar, mais crocante os *chips* ficará. Repetir o processo com as demais
Páprica picante	1 g	partes de massa.
Farinha de trigo para bancada	50 g	6. Furar toda a massa com a ponta de um garfo e cortar em triângulos do tamanho desejado. Separar os triângulos
Óleo para untar e pincelar	7 g	e distribuir em uma assadeira grande untada com óleo. Pincelar as tortilhas com óleo.
		7. Levar para assar em forno pré-aquecido a 180°C por 15 minutos até que fiquem dourados.

*A farinha de milho amarela referida é a tipo flocada ou beiju, que costuma ser usada para fazer farofas de milho.
**A mistura de temperos desidratados foi feita da seguinte forma: no liquidificador ou miniprocessador, adicionar 1 colher de sopa de salsa desidratada (1 g), 1 colher de sopa de cebolinha desidratada (2,5 g) e 8 g de alho em lascas seco. Bater tudo no processador e guardar em pote fechado, longe da umidade.

Avaliação e Comentários

- O que é o guacamole (acompanhamento, guarnição, entrada, prato principal)?
- Quais outros tipos de preparação contendo abacate podem ser sugeridos e ter boa aceitabilidade pelas crianças?
- Comparar a quantidade de sódio e de gordura por porção e a lista de ingredientes da tortilha *chips* caseira e da tortilha *chips* industrializada mais usualmente encontrada.
- Fazer o Teste de Aceitabilidade.

Avaliação e Comentários Gerais do Capítulo

- Qual é a importância da aparência das preparações na alimentação de pré-escolares e escolares?
- As porções definidas podem ser as mesmas para pré-escolares e escolares? Explique.

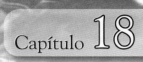

Capítulo 18

Alimentação Vegetariana

Erika Barbosa Camargo
Raquel Braz Assunção Botelho
Renata Puppin Zandonadi
Bernardo Romão
Shila Minari Hargreaves

Ao final da aula prática, o aluno deverá atingir os seguintes objetivos:
1. Demonstrar a aplicabilidade de produtos pouco utilizados na preparação de alimentos.
2. Difundir o uso de substitutos para ingredientes de origem animal.
3. Verificar as possibilidades de utilização de preparações vegetarianas nos cardápios.
4. Analisar e comparar nutricionalmente e sensorialmente as preparações vegetarianas com as convencionais.

Observação:
1. As porcentagens dos condimentos citados na prática estão relacionadas à matéria-prima principal dos experimentos.
2. Para a realização do teste de aceitabilidade deverá ser utilizada a tabela a seguir, com notas atribuídas por meio de escala hedônica de nove pontos.

Alimento	Sabor	Cor	Odor	Textura	Aceitabilidade Geral

ALIMENTAÇÃO VEGETARIANA

1. Tofu

Ingredientes	Quantidade	Técnica de Preparo
Extrato de soja em pó Suco de limão Água Vídeo da técnica de preparo do tofu:	100 g 25 g 750 g	1. Em uma panela, dissolver o extrato de soja na água. 2. Levar ao fogo baixo, mexendo sempre, até a fervura (cerca de 20 minutos). Manter no fogo baixo por mais 10 minutos, sempre mexendo. Caso forme espuma, retirá-la com uma escumadeira. 3. Desligar o fogo e adicionar o suco de limão aos poucos, sempre mexendo bem até que comece a haver coagulação. 4. Tampar a panela e deixar descansar por 10 minutos. 5. Escorrer em um coador de pano (voal) e deixar descansar dentro de uma peneira, com um peso por cima, por 50 minutos. 6. Retirar do coador de pano com cuidado para não quebrar. 7. Pesar a preparação. 6. Calcular o rendimento e reservar.

Avaliação e Comentários

- De que forma o *tofu* poderia ser inserido em um cardápio?
- Qual a função do limão?
- O *tofu* pode ser considerado um bom substituto de queijos do ponto de vista nutricional?
- Fazer o Teste de Aceitabilidade.

2. "Brigadeiro" Vegano

Ingredientes	Quantidade	Técnica de Preparo
Extrato de coco em pó (sem amido) Açúcar refinado Água Óleo de coco Chocolate meio amargo vegano* Chocolate em pó vegano* Chocolate granulado vegano (opcional)	150 g 125 g 120 g 5 g 40 g 10 g 100 g	1. Pesar e medir todos os ingredientes. 2. Em uma panela, ferver a água. Desligar o fogo. 3. Misturar a água, o extrato de coco em pó e o açúcar até que fique homogêneo. 4. Acrescentar o chocolate em pó, o chocolate meio amargo previamente ralado e o óleo de coco. 5. Cozinhar a mistura em fogo médio mexendo continuamente por 15 minutos (ou até desprender do fundo da panela). 6. Dispor em um recipiente e aguardar esfriar. 7. Enrolar bolinhas de 15 g e, caso seja da preferência, passar no chocolate granulado. 8. Calcular o rendimento, o fator de cocção e a porção ideal.

*Para não veganos, é possível substituir o chocolate meio amargo ou em pó vegano por chocolate meio amargo ou em pó sem leite.

Avaliação e Comentários

– Comparar a consistência obtida desse brigadeiro com a do brigadeiro tradicional.

– Quais reações envolvendo os principais ingredientes do brigadeiro colaboram para a textura final da preparação?

– Qual é o papel da gordura nessa preparação e quais ingredientes colaboram como fontes desse componente?

– O extrato de coco em pó poderia ser substituído por outra bebida vegetal sem prejuízos sensoriais?

– Na necessidade de troca da bebida vegetal em pó por uma bebida vegetal líquida, quais são as consequências no que se refere ao modo de preparo?

– Fazer o Teste de Aceitabilidade.

3. Moqueca de Banana-da-terra

Ingredientes	Quantidade	Técnica de Preparo
Banana-da-terra com casca	300 g	1. Medir e pesar todos os ingredientes. 2. Descascar as bananas e cortar em fatias de aproximadamente 0,5 cm. Deixar as fatias de banana em um recipiente com ramos de coentro picado e 4 g de azeite de oliva.
Cebola	120 g	
Azeite de oliva	8 g (4 g para temperar as bananas e 4 g para refogar a cebola)	3. Cortar em rodelas a cebola, os tomates e os pimentões. Amassar o alho. 4. Na panela aquecida em fogo baixo, usar 4 g de azeite de oliva para refogar a cebola e o alho amassado adicionados de sal, pimenta e páprica.
Alho	10 g	5. Dispor em camadas: 1, cebola temperada refogada; 2. tomate; 3. pimentão; 4. banana.
Suco de limão	10 g	
Coentro fresco	3 g	6. Acrescentar o leite de coco e cozinhar por 10 minutos.
Pimentão	45 g	7. Acrescentar o azeite de dendê e cozinhar por mais 5 minutos.
Tomate	100 g	8. Calcular a porção ideal.
"Leite de coco"	180 g	
Sal	2,5 g	
Pimenta-do-reino	0,5 g	
Páprica doce	0,5 g	
Azeite de dendê	1 g	

Avaliação e Comentários

– A moqueca de banana-da-terra pode ser implementada em um cardápio da mesma forma que uma moqueca tradicional com peixe?

– Quais são as vantagens de se ofertar uma preparação como essa em um cardápio?

– Fazer o Teste de Aceitabilidade.

Capítulo 18

4. Proteína Texturizada de Soja (PTS)

Ingredientes	Quantidade	Técnica de Preparo
Recheio:		1. Medir e pesar todos os alimentos.
PTS	60 g	2. Higienizar o pimentão e o tomate. Picar, cortar o alho e a cebola
Água	400 mL	antes de iniciar a cocção. Colocar a PTS de molho em água
Óleo	8 mL	durante 20 minutos.
Alho	3 g	3. Após esse período, escorrer a água e pesar a PTS novamente.
Cebola	10 g	4. Refogar a PTS com todos os ingredientes do recheio e reservar.
Sal	2 g	5. Purê de batata: pesar as batatas, descascar e pesar
Pimentão	5 g	novamente. Calcular o fator de correção.
Tomate	25 g	6. Colocar água em uma panela e aquecer. Quando a água estiver
Orégano	0,5 g	em ebulição, acrescentar as batatas cortadas em 4 pedaços e
Colorau	2 g	submeter à cocção.
		7. Quando tenras, retirar da água e espremer. Colocar as batatas
Purê de batata:		espremidas em uma panela. Adicionar o extrato vegetal, o
Batata-inglesa	4 unidades	azeite e o sal e levar ao fogo brando por 2 minutos. Pesar o
Água	600 mL	purê pronto.
Extrato vegetal	100 mL	8. Forrar uma assadeira (tipo bolo inglês) untada com metade do
de soja		purê. Adicionar a PTS e cobrir com o restante do purê. Pesar.
Azeite de oliva	15 g	9. Levar ao forno a 180ºC para gratinar. Marcar o tempo.
Sal	1,5%	10. Pesar depois de pronto. Calcular o rendimento, o fator de
		cocção e a porção ideal.

Avaliação e Comentários

- Calcular o índice de absorção da proteína texturizada de soja. Baseando-se nesse dado, você indicaria o uso de PTS em UAN?
- Comparar o sabor do bolo de batata preparado com PTS e com carne de vaca.
- Qual é o processamento feito para a obtenção de PTS? Explique detalhadamente.
- Qual é a porção ideal estimada quando usamos essa preparação como guarnição? A quantidade de carne ou PTS é modificada?
- Fazer o Teste de Aceitabilidade.

5. Hambúrguer de *Shitake*

Ingredientes	Quantidade	Técnica de Preparo
Shitake seco	40 g	1. Pesar e medir todos os ingredientes.
Semente de	100 g	2. Hidratar o *shitake* com 200 g de água fervente. Deixar descansar na água
girassol		por 15 minutos, depois, escorrer a água.
Molho de soja	10 g	3. Triturar as sementes de girassol no processador até ficar homogêneo.
(*shoyu*)		4. Adicionar os demais ingredientes (inclusive o *shitake*) às sementes
Gengibre	5 g	de girassol trituradas e processar novamente até que forme uma
fresco		massa homogênea.
Água (para	200 g	5. Dividir a massa em quatro partes e moldar os hambúrgueres.
hidratar o		6. Untar a assadeira e a frigideira com óleo.
shitake)		7. Colocar duas unidades de hambúrguer na assadeira untada com
Cebolinha fresca	10 g	óleo e colocar para assar por 20 minutos em forno pré-aquecido
Óleo (para	O quanto	(220ºC) – virar o hambúrguer na metade do tempo.
untar a	baste	8. Colocar as outras duas unidades na frigideira untada com óleo (com
frigideira e		tampa) para grelhar em fogo baixo por cerca de 3 minutos de cada lado.
o tabuleiro)		9. Calcular o rendimento, o fator de cocção e a porção ideal.

Avaliação e Comentários

- Os cogumelos podem ser considerados boas fontes de proteína?
- Qual é a função da semente de girassol na preparação?
- Quais outros ingredientes podem ser usados para o preparo de hambúrgueres veganos?
- Fazer o Teste de Aceitabilidade.

6. "Glúten"

Ingredientes	Quantidade	Técnica de Preparo
Farinha de trigo Água	1,8 kg	1. Pesar e medir todos os ingredientes. 2. Misturar a farinha e a água. Amassar bem até que forme uma bola compacta. 3. Amassar bem a massa sob filete de água para retirar o amido. Quando a água ficar transparente, finalizar o processo. 4. Formar uma bola e deixar descansar por 15 minutos. 5. Pesar a preparação. Marcar o tempo.

7. Bife Acebolado de Glúten

Ingredientes	Quantidade	Técnica de Preparo
Glúten em bifes Cebola em rodelas Alho amassado Molho de soja Sal Óleo	300 g 1 unidade 10 g 20 mL 0,5% 10 mL	1. Medir e pesar todos os ingredientes. 2. Temperar o glúten com o alho, o molho de soja e o sal. Submeter à cocção com água em panela de pressão por 15 minutos. Retirar os bifes da água. 3. Grelhar os bifes em frigideira untada com óleo. Acrescentar as cebolas. Pesar. 4. Verificar o tempo de preparo. 5. Calcular o rendimento, o fator de cocção e a porção ideal.

Avaliação e Comentários

- Qual é a principal característica da estrutura do glúten?
- Qual é o tipo de farinha de trigo usado? O que aconteceria se fosse utilizado outro tipo de farinha?
- O glúten substitui integralmente a carne animal tanto na quantidade de macro e micronutrientes quanto na qualidade proteica?
- O sabor que o glúten confere às preparações se assemelha ao da carne animal?
- Fazer o Teste de Aceitabilidade.

8. Petisco de Grão-de-bico

Ingredientes	Quantidade	Técnica de Preparo
Grão-de-bico cozido enlatado	1 lata de 400 g (cerca de 300 g de grão-de--bico cozido – guarde o líquido da lata para a preparação de "mousse" de aquafaba)	1. Pesar e medir todos os ingredientes. 2. Escorrer o grão-de-bico e separar o líquido para a preparação de *mousse* de aquafaba. 3. Em um recipiente, misturar os temperos secos. Misturar o grão-de-bico, o óleo e os temperos secos em um recipiente. 4. Em uma assadeira untada com óleo, espalhar o grão-de-bico.
Óleo de soja	7 g	5. Levar a assadeira ao forno baixo (150°C) por 40 minutos ou até ficar crocante;
Páprica picante	0,5 g	6. Esperar esfriar. Calcular o rendimento, a porção e os indicadores culinários.
Orégano seco	0,2 g	
Manjericão seco	0,2 g	
Sal	2 g	

Obs.: Pode ser feito com grão-de-bico seco. Cozinhar 100 g de grão-de-bico com 450 mL de água em panela de pressão até ficar *al dente*.

9. *"Mousse"* de Aquafaba

Ingredientes	Quantidade	Técnica de Preparo
Chocolate meio amargo	200 g	1. Medir e pesar todos os ingredientes. 2. Cozinhar o inhame até ficar macio.
Inhame descascado	300 g	3. Separar o líquido (aquafaba) do grão-de-bico. Bater a
Líquido da cocção do grão-de-bico (ou do recipiente de grão-de-bico enlatado)	105 g	aquafaba em batedeira com velocidade média até formar espuma branca com picos firmes (similar ao estágio 3 de espuma de clara de ovo). Reservar. 4. Em micro-ondas, derreter o chocolate previamente picado em intervalos de 20 segundos, mexendo a cada intervalo, até que o chocolate esteja derretido e com aspecto liso.
Leite de coco	100 g	5. Em liquidificador, bater o inhame cozido com o chocolate
Açúcar	40 g	derretido, o açúcar e o leite de coco até a mistura ficar homogênea. Verter em um recipiente e incorporar a espuma de aquafaba delicadamente. 6. Armazenar em geladeira por 40 minutos. 7. Calcular o rendimento, os indicadores culinários e a porção ideal.

Avaliação e Comentários

– Qual é a função da aquafaba nessa preparação?
– Essa preparação pode ser aplicada a uma alimentação vegana?
– No que consiste a aquafaba? Por que ela é capaz de formar espuma?
– Qual é o processo físico-químico envolvido na formação da espuma de aquafaba?
– Qual o papel do inhame na preparação?
– Fazer o Teste de Aceitabilidade.

10. "Quibe" de Lentilha

Ingredientes	Quantidade	Técnica de Preparo
Trigo para quibe	175 g	1. Medir e pesar todos os ingredientes.
Lentilha seca	175 g	2. Cozinhar a abóbora até ficar macia e possível de ser
Cebola	50 g	amassada.
Abóbora japonesa	150 g	3. Aquecer 250 g de água até a fervura e misturar ao trigo
Alho	20 g	para quibe. Deixar descansar por 20 minutos.
Azeite de oliva	30 g	4. Cozinhar a lentilha em água na proporção de 6 vezes
Hortelã fresca	4 g	o volume dos grãos em panela de pressão (conforme
Sal	3 g	o capítulo 7 – Leguminosas, item 1.2. Cocção de
Molho de soja (shoyu)	20 g	leguminosas SEM remolho").
Pimenta síria	0,5 g	5. No processador, bater todos os ingredientes até a
Cominho	2 g	mistura ficar homogênea.
Canela	1 g	6. Dividir a massa em duas partes. Colocar uma parte da
Óleo para untar	3 g	massa em assadeira untada com o óleo e assar em
Água	250 g	forno pré-aquecido a 220°C por 25 minutos.
		7. Moldar a outra parte da massa em formato de quibe e
		colocar na air fryer a 200°C por 10 minutos.
		8. Verificar o tempo de preparo. Pesar.
		9. Calcular o rendimento, o fator de cocção e a porção ideal.

Avaliação e Comentários

- Quais são os ingredientes que colaboram para o quantitativo proteico dessa preparação?
- Quais os benefícios nutricionais da combinação do triguilho com a lentilha?
- No contexto de uma UAN, quais são as possíveis vantagens de se ofertar uma preparação como essa?
- Essa preparação pode ser feita em outros métodos de cocção? Quais são as vantagens e desvantagens?
- Fazer o Teste de Aceitabilidade.

11. Pão de Mandioquinha (Similar ao Pão de Queijo)

Ingredientes	Quantidade	Técnica de Preparo
Polvilho doce	100 g	1. Medir e pesar todos os ingredientes.
Polvilho azedo	100 g	2. Misturar os dois tipos de polvilho e o sal em um
Mandioquinha (baroa)	150 g	recipiente.
cozida sem casca		3. Em uma panela, colocar a água e o azeite e aquecer
Azeite de oliva	32 g	até começar a ferver. Verter essa mistura de água
Água	80 g	e azeite no recipiente com os outros ingredientes e
Sal	3 g	misturar.
Óleo de soja para untar	O quanto	4. Amassar a mandioquinha cozida e adicionar à massa.
	baste	Misturar com a mão até ficar homogênea.
		5. Fazer bolinhas e colocar em assadeira untada com óleo.
		6. Assar por aproximadamente 35 minutos em forno
		pré-aquecido a 200°C.
		7. Pesar. Calcular o rendimento, o fator de cocção e a
		porção ideal.

Avaliação e Comentários

- Qual é o ingrediente que dá a textura elástica e remete ao queijo derretido?
- Qual é a função do polvilho azedo?
- Por que precisamos colocar os dois tipos de polvilho?
- Essa receita pode ser aplicada a outros indivíduos além de vegetarianos?
- Fazer o Teste de Aceitabilidade.

Capítulo 19

Referências Bibliográficas

1. Almeida TCA, Hough G, Damásio MH, Silva MAAP. *Avanços em Análise Sensorial*. São Paulo: Varela, 1999.

2. Araújo MOD, Guerra TMM. *Alimentos "per capita"*. 2. ed. Natal: Universitária, 1995.

3. Araújo WMC, Montebello NP, Botelho RBA, Borgo LA. *Alquimia dos Alimentos*. São Paulo: SENAC, 2007.

4. Bastos L, Monerat MP. *Princípios de Alimentação para Coletividades*. 2. ed. Rio de Janeiro: Cultura Médica, 1986.

5. Coelho T. *Alimentos – Propriedades Físico-químicas*. Rio de Janeiro: Cultura Médica, 2001.

6. Coenders A. *Química Culinária*. Zaragoza: Acribia, 1996.

7. Crawford AMl. *Alimentos, Seleção e Preparo*. Rio de Janeiro: Record, 1966.

8. Dayam EI. *Restaurante: Técnicas de Serviço*. Caxias do Sul: EDUCS, 1987.

9. De Pilla N. *Roteiro de Aulas Práticas*. Brasília: Departamento de Nutrição da UnB, 1987 (não publicado).

10. Dutcosky SD. *Análise Sensorial de Alimentos*. Curitiba: Ed. Champagnat, 1996.

11. Evangelista J. *Tecnologia de Alimentos*. São Paulo: Atheneu, 1987.

12. Freeland JH, Graves GCP. *Foundation of Food Preparation*. 6. ed. Ohio: Merril, 1996.

13. Griswold RM. *Estudo Experimental dos Alimentos*. São Paulo: Edgard Blucher – EDUSP, 1972.

14. Ito M. *Roteiro de Aulas Práticas*. Brasília: Departamento de Nutrição da UnB, 1995 (não publicado).

15. Junqueira L. *Ervas e Especiarias na Cozinha*. Rio de Janeiro: Tecnoprint, 1980.

16. Karl M. *Roteiro de Aulas Práticas*. Brasília: Departamento de Nutrição da UnB, 1990 (não publicado).

17. Lopes MNF. *Técnica Dietética e Composição de Alimentos*. 2. ed. Universidade Federal de Viçosa: Imprensa Universitária Viçosa, 1991.

18. Magnée MH. *Manual do Self-Service*. São Paulo: Varela, 1996.

19. Moreira MA. *Medidas Caseiras no Preparo de Alimentos*. Goiânia: AB, 1995.

20. Ornelas LH. *Técnica Dietética*. São Paulo: Atheneu, 1985.

21. Portter N. *La Ciencia de los Alimentos*. México: Edutex, 1978.

22. Proença RPC. *Inovação Tecnológica na Produção de Alimentação Coletiva*. Florianópolis: Insular, 1997.

23. Schiling M. *Qualidade em Nutrição*. São Paulo: Varela, 1995.

24. Coelho de Souza T. *Alimentos, Propriedades Físico-químicas*. Experimentos, Aplicabilidade em Dietética. Rio de Janeiro: Cultura Médica, 1991.

25. Teichmann IM. *Cardápios, Técnicas e Criatividade*. Caxias do Sul: EDUCS, 2000.

26. Teichmann IM. *Tecnologia Culinária*. Canela: EDUCS, 2000.

27. Teixeira AB, Luna NMM. *Técnica Dietética – Fator de Correção em Alimentos de Origem Animal e Vegetal*. Cuiabá: Studio Press, 1996.

28. Zabotto CB. *Registro Fotográfico para Inquéritos Dietéticos*. Goiânia: UNICAMP/UFG, 1996.

Capítulo 20

Anexos

ANEXO 1

Sugestão de Roteiro para Elaboração de Relatórios das Aulas Práticas

I. Introdução e Objetivo: (1 ponto)

Resumo bibliográfico do conteúdo teórico abordado durante as aulas teóricas e práticas. Deve conter entre 1 e 2 páginas e não deverá ser CÓPIA de livros e, sim, um resumo.

II. Materiais e Métodos: (0,5 ponto)

Descrição dos materiais, métodos e técnicas empregados durante a execução das preparações, destacando e descrevendo as possíveis alterações ocorridas na realização das práticas.

III. Resultados: (3 pontos)

Deverão ser apresentados, sempre que possível, em quadros demonstrativos, contendo nome e numeração, de acordo com o experimento a que se refere.

Os testes de aceitabilidade deverão ser apresentados em forma de tabelas para todos os experimentos executados pelo grupo.

As fichas de preparação deverão ser completadas durante a realização do experimento e anexadas aos resultados do relatório.

IV. Peso e Medida Caseira dos Alimentos Utilizados durante a Prática: (1,5 ponto)

As medidas caseiras e a gramatura dos alimentos também devem ser apresentadas na forma de quadro demonstrativo. Os pesos (gramas) devem ser transformados em medidas caseiras utilizando os utensílios do laboratório. Além dos ingredientes utilizados como base das receitas, deve-se estimar a porção ideal das preparações em gramatura e medida caseira.

V. Discussão: (2,5 pontos)

Todos os resultados devem ser discutidos, comparando, sempre que possível, com a literatura.

Deverá abordar os aspectos de rendimento, tempo e complexidade do pré--preparo e preparo das preparações e os testes de aceitabilidade.

Possíveis erros de procedimentos também devem ser discutidos, enumerando as hipóteses para a ocorrência dos problemas.

As perguntas presentes na seção de avaliação e comentários devem ser respondidas e comentadas, citando a referência bibliográfica. Todas as perguntas de cada aula prática devem ser respondidas por todos os grupos, independente da execução de práticas específicas.

VI. Conclusão: (1 ponto)

A conclusão deverá ser baseada nos resultados dos experimentos realizados, contextualizando sua aplicação na prática profissional.

VII. Referência Bibliográfica: (0,5 ponto)

A referência bibliográfica deverá obedecer às normas oficiais da ABNT.

ANEXO 2

Ficha Técnica de Preparação

Nome da Preparação:

Ingredientes	Peso Bruto	Peso Líquido	FC	Per Capita	Custo Individual	Modo de Preparo

VET total = _____ Kcal
VET individual = _____ Kcal
PTN _____ g _____ Kcal _____ %
LIP _____ g _____ Kcal _____ %
CHO _____ g _____ Kcal _____ %

Rendimento (g) = _____
Porção (g) = _____
Número de porções = _____
Fcy = _____
IA = _____
D = _____

Capítulo 20

ANEXO 3

Ficha de Análise da Preparação

Alimentos	Qtd (g)	CHO (g)	PTN (g)	LIP (g)	Fibra dieta (g)	Sais Minerais (mg)						Vitaminas			
						Ca	Fe	P	Na	K	A (mg)	B1 (mg)	B2 (mg)	C (mg)
Total														

ANEXO 4

Listas de Compras e Procedimentos para Preparo das Aulas Práticas

Capítulo 1 – Pesos, Medidas e Técnicas de Preparo

Lista de compras

ALIMENTOS	QUANTIDADE
Abóbora japonesa	340 g
Açúcar cristal	700 g
Açúcar refinado	800 g
Alface	1 maço
Amido de milho	500 g
Arroz branco cru	300 g
Banana	1 unidade
Batata	1 unidade
Bife de patinho	2 unidades (300 g)
Cebola	1 unidade pequena
Cenoura	1 unidade
Chocolate em pó	300 g
Couve	1 maço
Farinha de mandioca	400 g
Farinha de milho amarela flocada (tipo biju)	400 g
Farinha de rosca	50 g
Feijão cru	100 g
Fermento em pó	60 g
Laranja	3 unidades
Leite integral esterilizado	1 L
Limão	3 unidades
Linguiça calabresa	15 g
Maçã	1 unidade
Manteiga	10 g
Margarina	500 g
Óleo de soja	1.200 mL
Ovos de galinha	6 unidades

Capítulo 20

ALIMENTOS	QUANTIDADE
Pepino	1 unidade
Polvilho doce	400 g
Purê de alho	10 g
Sal	40 g
Salsa	5 g
Tomate	1 unidade

Procedimentos para preparo da aula prática

– Separar os ingredientes.
– Colocar 60 g de feijão de remolho em água (4 vezes o seu volume) no dia anterior em geladeira.
– Colocar 30 g de feijão de remolho em água (4 vezes o seu volume) no dia anterior em geladeira.

Materiais necessários

EQUIPAMENTOS	
1. Balança digital	4. Fogão
2. Batedeira	5. *Mixer* ou liquidificador
3. Espremedor de laranja ou extrator de suco	

UTENSÍLIOS	
1. Colher de café	13. Papel-toalha
2. Colher de chá	14. Peneira fina
3. Colher de sobremesa	15. Pratos de sobremesa
4. Colher de sopa	16. Pratos de servir
5. Copo duplo (de requeijão)	17. Pratos de sopa
6. Descascador de hortaliças	18. Provetas (pequena, média e grande)
7. Escorredor de arroz	19. Ralador médio
8. Espremedor ou amassador de batatas	20. Recipientes plásticos
9. Facas para corte	21. Relógio ou cronômetro
10. Frigideira	22. Tábuas de polipropileno ou de vidro
11. Panela de pressão pequena	23. Xícara de café
12. Panelas pequenas	24. Xícara de chá

Capítulo 2 – Leite

Lista de compras

INGREDIENTES	QUANTIDADE
Açúcar refinado	350 g
Amêndoa	100 g
Arroz branco cru	150 g
Aveia em flocos finos	200 g
Chocolate em pó	100 g
Creme de leite fresco	400 g
Creme de leite UHT	1 lata ou 1 caixinha
Essência de baunilha	5 mL
Farinha de trigo	60 g
Fruta desidratada	20 g
Leite condensado	1 lata
Leite em pó desnatado	110 g
Leite em pó integral instantâneo	140 g
Leite em pó integral não instantâneo	110 g
Leite esterilizado desnatado	550 mL
Leite esterilizado integral	1 L
Leite evaporado	1 lata (200 mL)
Leite pasteurizado integral	1,5 L
Leite sem lactose	220 mL
Macarrão (tipo espaguete)	90 g
Manteiga	150 g
Ovos	10 unidades
Pó para cobertura – creme tipo *chantily*	30 g
Sal	100 g
Vinagre branco	20 mL

Procedimentos para preparo da aula prática

– Separar os ingredientes.
– Colocar duas vasilhas de batedeira no congelador no dia anterior à aula.
– Colocar dois recipientes com 100 g de aveia e com 300 mL de água em cada um deles em geladeira no dia anterior à aula.
– Colocar dois recipientes com 60 g de arroz branco previamente lavado e 300 mL de água em cada um deles em geladeira no dia anterior à aula.
– Colocar dois recipientes com 50 g de amêndoas e com 250 mL de água em cada um deles em geladeira no dia anterior à aula.
– Colocar creme de leite UHT em geladeira no dia anterior.

Capítulo 20

Materiais necessários

EQUIPAMENTOS	
1. Balança digital de alimentos	5. Forno convencional
2. Batedeira	6. Geladeira com congelador
3. Fogão	7. Liquidificador ou *mixer*
4. Forno combinado	

UTENSÍLIOS	
1. Abridor de lata	14. Papel-toalha
2. Colher de café	15. Peneira fina
3. Colher de chá	16. Pratos de sobremesa
4. Colher de sobremesa	17. Pratos de servir
5. Colher de sopa	18. Pratos de sopa
6. Copo duplo (de requeijão)	19. Provetas (pequena, média e grande)
7. Escorredor de arroz	20. Recipientes plásticos
8. Espátulas de silicone ou colheres grandes para mexer panela	21.Relógio ou cronômetro
9. Facas para corte	22.Termômetro de vidro
10. Oito formas para pudim com 15 cm de diâmetro	23.Tigelas (pequena, média, grande)
11. *Fouet* ou batedor de ovo	24. Xícara de café
12. Panelas pequenas	25. Xícara de chá
13. Pano de prato branco limpo	26. Voal ou coador de pano limpo ou filtro de papel (3 unidades)

Capítulo 3 – Ovos

Lista de compras

INGREDIENTES	QUANTIDADE
Açúcar refinado	150 g
Beterraba	250 g
Creme de leite fresco	1 frasco pequeno (100 mL)
Essência de baunilha	5 mL
Leite esterilizado integral	1,5 L
Manteiga	50 g
Óleo de soja	20 mL
Ovos de galinha	50 unidades
Sal	20 g
Salsa	5 g
Torrada	1 pacote pequeno
Vinagre	5 mL

Procedimentos para preparo da aula prática

– Cinco dias antes da aula:
Armazenar um ovo na geladeira até o dia da aula;
Armazenar um ovo fora da geladeira pelo mesmo período.

– No dia anterior à aula:
Separar os ingredientes;
Retirar os ovos da geladeira.

Materiais necessários

EQUIPAMENTOS	
1. Balança digital de alimentos	5. Forno convencional
2. Batedeira	6. Forno de micro-ondas
3. Fogão	7. Fritadeira elétrica tipo *air fryer*
4. Forno combinado	

UTENSÍLIOS	
1. Abridor de lata	18. Peneira fina
2. Batedor de ovos ou *fouet*	19. Pincel de alimentos
3. Colher de café	20. Pires
4. Colher de chá	21. Pratos de sobremesa
5. Colher de sobremesa	22. Pratos de servir
6. Colher de sopa	23. Pratos de sopa
7. Copo duplo (de requeijão)	24. Provetas (pequena, média e grande)
8. Escumadeira	25. Recipientes plásticos, inclusive próprios para micro-ondas
9. Facas para corte	26. Relógio ou cronômetro
10. Oito formas para pudim com 15 cm de diâmetro	27. Xícara de café
11. Forminhas metálicas altas de 6 cm de diâmetro	28. Xícara de chá
12. Frigideiras (pequenas e médias)	29. Tabuleiros (médio e grande)
13. Panelas pequenas	30. Tabuleiro com compartimentos para ovos, próprio para forno combinado
14. Panelas médias	31. Tigelas (pequena, média, grande)
15. Pano de prato branco limpo	32. Termômetro de vidro
16. Papel-toalha	33. Utensílio próprio para fazer ovo cozido no micro-ondas (ver Capítulo 3, item 1.2)
17. Pegadores	

Capítulo 4 – Carnes

Lista de compras

INGREDIENTES	QUANTIDADE
Abacaxi	300 g
Amaciante para carne	1 frasco pequeno
Amido de milho	90 g
Bife de coxão mole ou patinho	20 unidades finas (aprox. 100 g cada. Total: cerca de 2 kg)
Carne moída	400 g
Cebola	1 unidade pequena
Farinha de trigo	220 g
Farinha de rosca	130 g
Leite esterilizado integral	50 mL
Manteiga	10 g
Músculo bovino	4 unidades
Óleo de soja	1,2 L
Ovo de galinha	6 unidades
Pão francês	50 g
Pedaço de contrafilé ou maminha (para fazer 6 pedaços espessos de 250 g)	cerca de 1,7 kg
Purê de alho	20 g
Sal	30 g
Tomate	1 unidade pequena

Procedimentos para preparo da aula prática
- Separar os ingredientes.
- Separar os termômetros e o sensor de forno combinado para aferição de temperatura no interior das carnes.
- Descongelar as peças maiores de carne 2 dias antes da aula, em geladeira.
- Descongelar as carnes moídas e pequenas peças no dia anterior à aula, em geladeira.

Materiais necessários

EQUIPAMENTOS	
1. Balança digital de alimentos	4. Forno convencional
2. Fogão	5. Liquidificador
3. Forno combinado	

UTENSÍLIOS	
1. Batedor de ovos ou *fouet*	16. Pincel de alimentos
2. Colher de café	17. Pratos de sobremesa
3. Colher de chá	18. Pratos de servir
4. Colher de sobremesa	19. Pratos de sopa
5. Colher de sopa	20. Provetas (pequena, média e grande)
6. Copo duplo (de requeijão)	21. Recipientes plásticos
7. Facas para corte	22. Relógio ou cronômetro
8. Forma para bolo inglês	23. Xícara de café
9. Frigideiras com tampas	24. Xícara de chá
10. Garfos	25. Sensor de núcleo para forno combinado
11. Garfos grandes trinchantes com dois dentes	26. Tábuas de polipropileno ou vidro
12. Grelha ou *gastronorm* perfurado para forno combinado	27. Tabuleiros médios
13. Panelas (pequena e média)	28. Termômetro de vidro
14. Papel-toalha	29. Termômetro digital de espeto para carnes
15. Peneira fina	

Capítulo 20

Capítulo 5 – Aves e Pescados

Lista de compras

INGREDIENTES	QUANTIDADE
Cebola	1 unidade pequena
Cheiro-verde	10 g
Coxa e sobrecoxa com osso	500 g
Cubos de peixe (ou comprar filés espessos para cortar em cubos)	8 unidades (cubos) ou 1 filé médio espesso
Farinha de rosca	80 g
Farinha de trigo	110 g
Filé de peito de frango	180 g
Filé de peixe	5 unidades
Frango inteiro	2 unidades
Limão	6 unidades
Óleo de soja	900 mL
Ovo de galinha	2 unidades
Posta de peixe	4 unidades
Purê de alho	130 g
Sal	90 g
Tomate	1 unidade pequena
Vinagre	150 g

Procedimentos para preparo da aula prática

– Separar os ingredientes.
– Descongelar os frangos inteiros + coxa e sobrecoxa (se estiverem congeladas e unidas) com 2 dias de antecedência, em geladeira. Se as coxas e sobrecoxas estiverem em embalagem em que foram congeladas individualmente, é viável descongelar no dia anterior, em geladeira.
– Descongelar o filé de peito (180 g) e os peixes no dia anterior à aula, em geladeira.

Materiais necessários

EQUIPAMENTOS	
1. Balança digital de alimentos	4. Forno convencional
2. Fogão	5. Forno de micro-ondas
3. Forno combinado	
UTENSÍLIOS	
1. Batedor de ovos ou *fouet*	14. Papel-toalha
2. Colher de café	15. Pincel de alimentos
3. Colher de chá	16. Pratos de sobremesa
4. Colher de sobremesa	17. Pratos de servir
5. Colher de sopa	18. Pratos de sopa
6. Copo duplo (de requeijão)	19. Provetas (pequena, média e grande)
7. Facas para corte	20. Recipientes plásticos, inclusive próprios para micro-ondas
8. Frigideiras	21. Relógio ou cronômetro
9. Funil	22. Xícara de café
10. Garfos	23. Xícara de chá
11. Garfos grandes trinchantes com dois dentes	24. Tábuas de polipropileno ou vidro
12. Grelha ou *gastronorm* perfurado para forno combinado	25. Tabuleiros médios
13. Panelas (pequena, média e grande)	26. Termômetro digital para alimentos

Capítulo 6 – Cereais

Lista de compras

INGREDIENTES	QUANTIDADE
Açúcar refinado	200 g
Amido de milho	40 g
Arroz branco polido	330 g
Arroz integral	110 g
Arroz japonês	110 g
Arroz para risoto	110 g
Arroz parboilizado	110 g

Capítulo 20

INGREDIENTES	QUANTIDADE
Canjica de milho branca	110 g
Farinha de arroz	15 g
Farinha de aveia	15 g
Farinha de milho amarela flocada (tipo biju)	15 g
Farinha de trigo	40 g
Flocos de milho pré-cozidos tipo milharina	90 g
Fubá de milho	15 g
Leite integral esterilizado	2,7 L
Manteiga	30 g
Milho para pipoca	170 g
Óleo de soja	40 mL
Pipoca para micro-ondas	1 pacote
Polvilho azedo	15 g
Polvilho doce	125 g
Sal	10 g
Trigo para quibe	110 g

Procedimentos para preparo da aula prática

– Separar os ingredientes.
– Colocar 100 g de canjica de molho em 400 mL de água no dia anterior à aula.

Materiais necessários

EQUIPAMENTOS	
1. Balança digital de alimentos	4. Forno convencional
2. Fogão	5. Forno de micro-ondas
3. Forno combinado	
UTENSÍLIOS	
1. Colher de café	5. Copo duplo (de requeijão)
2. Colher de chá	6. Cuscuzeira individual
3. Colher de sobremesa	7. Espátulas de silicone ou colheres grandes para mexer os ingredientes em panelas
4. Colher de sopa	8. Facas para corte

UTENSÍLIOS	
9. Frigideira	17. Provetas (pequena, média e grande)
10. Garfos	18. Recipientes plásticos, inclusive próprios para micro-ondas
11. Panelas (pequenas e médias) com tampa	19. Refratários de vidro com tampa (resistente a micro-ondas)
12. Papel-toalha	20. Relógio ou cronômetro
13. Peneira média	21. Xícara de café
14. Pratos de sobremesa	22. Xícara de chá
15. Pratos de servir	23. Termômetros de vidro
16. Pratos de sopa	

Capítulo 7 – Leguminosas

Lista de compras

INGREDIENTES	QUANTIDADE
Açúcar refinado	30 g
Alho	5 g
Azeite de dendê	450 mL
Azeite de oliva	30 g
Bacon	25 g
Cebola	2 unidades pequenas
Cheiro-verde	15 g
Farinha de milho fina	20 g
Farinha de rosca	90 g
Farinha de trigo	15 g
Feijão carioca	440 g
Feijão fradinho	170 g
Feijão preto	330 g
Gergelim	15 g
Grão-de-bico	440 g
Lentilha	220 g
Limão	2 unidades
Óleo de soja	350 g
Ovo de galinha	2 unidades
Pimenta-do-reino	1 g

INGREDIENTES	QUANTIDADE
Sal	20 g
Soja em grão	220 g
Tomate.	2 unidades pequenas
Torrada (para degustar a pasta de grão-de-bico)	1 pacote

Procedimentos para preparo da aula prática

1. Separar os ingredientes.
2. Colocar na geladeira, no dia anterior à aula, em 500 mL de água filtrada separadamente as seguintes quantidades de leguminosas:
   2.1. Dois recipientes com 100 g de feijão carioca cada;
   2.2. Dois recipientes com 100 g de feijão preto;
   2.3. Dois recipientes com 100 g de soja em grão cada;
   2.4. Um recipiente com 100 g de lentilha;
   2.5. Um recipiente com 100 g de grão-de-bico;
   2.6. Dois recipientes, sendo um com 50 g e outro com 100 g de feijão-fradinho.
3. Colocar na geladeira, no dia anterior à aula, 200 g de grão-de-bico em 1 L de água filtrada.

Materiais necessários

EQUIPAMENTOS	
1. Balança digital de alimentos	4. Forno convencional
2. Fogão	5. Liquidificador
3. Forno combinado	6. Processador de alimentos
UTENSÍLIOS	
1. Colher de café	9. Facas para corte
2. Colher de chá	10. Frigideiras
3. Colher de sobremesa	11. Garfos
4. Colher de sopa	12. Panelas de pressão pequenas
5. Copo duplo (de requeijão)	13. Panelas (pequena, média e grande)
6. Escorredor de alimentos	14. Pano de prato branco e limpo
7. Escumadeira	15. Papel-toalha
8. Espátulas de silicone ou colheres grandes para mexer os ingredientes na panela	16. Peneira média

UTENSÍLIOS	
17. Pratos de sobremesa	23. Xícara de café
18. Pratos de servir	24. Xícara de chá
19. Pratos de sopa	25. Tábuas de polipropileno ou vidro
20. Provetas (pequena, média e grande)	26. Tabuleiro médio
21. Recipientes plásticos	27. Termômetros de vidro
22. Relógio ou cronômetro	28. Voal ou coador de pano ou filtro de papel

Capítulo 8 – Agentes de Crescimento

Lista de compras

INGREDIENTES	QUANTIDADE
Açúcar refinado	1,5 kg
Cheiro-verde desidratado	2 g
Chocolate em pó	90 g
Coco ralado	50 g
Doce de leite	1 lata pequena
Farinha de trigo	2,5 kg
Fermento biológico seco	10 g
Fermento químico	65 g
Fubá	280 g
Iogurte natural	170 g
Leite integral	1 L
Linguiça calabresa	60 g
Manteiga	710 g
Óleo de soja	18 mL
Orégano	2 g
Ovo de galinha	3 dúzias
Polvilho doce	500 g
Purê de alho	10 g
Queijo meia cura ralado	500 g
Sal	20 g

Procedimentos para preparo da aula prática

– Separar os ingredientes.

Materiais necessários

EQUIPAMENTOS	
1. Balança digital de alimentos	4. Forno convencional
2. Batedeira	5. Liquidificador
3. Fogão	6. Processador de alimentos

UTENSÍLIOS	
1. Abridor de lata	17. Papel-toalha
2. Batedor de ovos ou *fouet*	18. Peneira média
3. Colher de café	19. Pincel de silicone
4. Colher de chá	20. Pratos de sobremesa
5. Colher de sobremesa	21. Pratos de servir
6. Colher de sopa	22. Pratos de sopa
7. Copo duplo (de requeijão)	23. Provetas (pequena, média e grande)
8. Espátulas de silicone ou colheres grandes para mexer os ingredientes na panela	24. Recipientes plásticos
9. Facas para corte	25. Relógio ou cronômetro
10. Onze formas para pudim de 15 cm de diâmetro	26. Saco para confeitar
11. Forma para pudim de tamanho médio	27. Tábuas de polipropileno ou vidro
12. Frigideiras	28. Tabuleiros (médios e grandes)
13. Garfos	29. Termômetros de vidro
14. Panelas (pequena, média e grande)	30. Xícara de café
15. Pano de prato branco e limpo	31. Xícara de chá
16. Papel-manteiga	

Capítulo 9 – Hortaliças e Frutas

Lista de compras

INGREDIENTES	QUANTIDADE
Abacaxi	½ unidade (5 fatias)
Açúcar refinado	80 g
Banana	2 unidades médias
Batata-inglesa	5 unidades médias + 1 unid. grande
Beterraba	500 g
Bicarbonato de sódio	4 g
Brócolis	450 g
Canela	2,5 g
Cenoura	500 g
Laranja	7 unidades
Leite integral	1 L
Limão	2 unidades
Maçã	1 unidade
Mamão formosa	½ unidade
Óleo	350 mL
Repolho branco	400 g
Repolho roxo	400 g
Sal	10 g
Suco de laranja em pó	1 pacotinho

Procedimentos para preparo da aula prática

- Separar os ingredientes.
- No dia anterior à aula, encher forminhas de gelo com água filtrada e armazenar no *freezer*.

Materiais necessários

EQUIPAMENTOS	
1. Balança digital de alimentos	5. Forno convencional
2. Espremedor de frutas	6. *Freezer* ou congelador
3. Fogão	7. Liquidificador
4. Forno combinado	

Capítulo 20   **161**

UTENSÍLIOS	
1. Batedor de ovos	17. Papel-alumínio
2. Colher de café	18. Papel-toalha
3. Colher de chá	19. Peneira média
4. Colher de sobremesa	20. Pincel de alimentos
5. Colher de sopa	21. Pratos de sobremesa
6. Copo duplo (de requeijão)	22. Pratos de servir
7. Descascador de hortaliças	23. Pratos de sopa
8. Espátula de silicone ou colheres grandes para mexer os ingredientes na panela	24. Provetas (pequena, média e grande)
9. Facas para corte	25. Recipientes plásticos, inclusive próprios para micro-ondas
10. Frigideiras	26. Relógio ou cronômetro
11. Garfos	27. Tábuas de polipropileno ou vidro
12. *Gastronorm* perfurado, próprio para forno combinado	28. Tabuleiro médio
13. Grelha própria para forno combinado	29. Termômetros de vidro
14. Jarra de suco	30. Tigelas (pequena, média e grande)
15. Panelas de pressão pequenas	31. Xícara de café
16. Panelas com tampa e cestos em metal para cozer a vapor	32. Xícara de chá

Capítulo 10 – Óleos e Gorduras

Lista de compras

INGREDIENTES	QUANTIDADE
Azeite de oliva	500 mL
Batata-inglesa	11 unidades (2,2 kg)
Cebola	1 unidade pequena
Cheiro-verde	15 g
Gordura vegetal hidrogenada	450 g
Leite integral esterilizado	120 mL
Limão	2 unidades

INGREDIENTES	QUANTIDADE
Manteiga	800 g
Margarina	500 g
Mostarda	5 g
Óleo de canola	330 mL
Óleo de coco	600 mL
Óleo de milho	600 mL
Óleo de soja	2 L
Ovo de galinha	5 unidades
Pimenta-do-reino	0,5 g
Sal	15 g
Tomate	3 unidades
Vinagre	55 mL

Procedimentos para preparo da aula prática

– Separar os ingredientes.

Materiais necessários

EQUIPAMENTOS	
1. Balança digital de alimentos	4. Forno convencional
2. Fogão	5. Liquidificador
3. Forno combinado	

UTENSÍLIOS	
1. Batedor de ovos ou *fouet*	14. Papel-toalha
2. Colher de café	15. Pincel de alimentos
3. Colher de chá	16. Pratos de sobremesa
4. Colher de sobremesa	17. Pratos de servir
5. Colher de sopa	18. Pratos de sopa
6. Copo duplo (de requeijão)	19. Provetas (pequena, média e grande)
7. Escumadeira	20. Recipientes plásticos
8. Facas para corte	21. Relógio ou cronômetro
9. Filtro de papel	22. Tábuas de polipropileno ou vidro
10. Frigideiras	23. Termômetros de vidro
11. Garfos	24. Tigelas (pequena, média e grande)
12. Grelha própria para forno combinado	25. Xícara de café
13. Panelas (pequena e média)	26. Xícara de chá

Capítulo 11 – Adoçantes e Edulcorantes

Lista de compras

INGREDIENTES	QUANTIDADE
Açúcar de confeiteiro	350 g
Açúcar magro	15 g
Açúcar mascavo	15 g
Açúcar refinado	1,6 kg
Amêndoas com pele (ou castanha de caju)	100 g
Amendoim cru	190 g
Aromatizante de morango	1 frasco
Baunilha	1 frasco
Bicarbonato de sódio	1,5 g
Canela em pau	2 unidades
Chocolate em pó	60 g
Ciclamato e sacarina de sódio	17 g
Corante para alimento (vermelho)	1 frasco
Eritritol	70 g
Estévia	25 g
Farinha de trigo	1,4 kg
Fermento químico	35 g
Fruta desidratada	20 g
Frutose	85 g
Leite integral	1 L
Limão	2 unidades
Maçã verde ácida	2 unidades grandes
Maltodextrina	20 g
Manteiga	400 g
Mel	20 g
Ovo de galinha	20 unidades
Sucralose	45 g
Tal e qual®	15 g
Xarope de milho	400 g
Xilitol	70 g

Procedimentos para preparo da aula prática

– Separar os ingredientes.

Materiais necessários

EQUIPAMENTOS	
1. Balança digital de alimentos	3. Fogão
2. Batedeira	4. Forno convencional

UTENSÍLIOS	
1. Batedor de ovos ou *fouet*	16. Peneira de aço
2. Coador de flanela ou voal	17. Pincel de alimentos
3. Colher de café	18. Pratos de sobremesa
4. Colher de chá	19. Pratos de servir
5. Colher de sobremesa	20. Pratos de sopa
6. Colher de sopa	21. Provetas (pequena, média e grande)
7. Copo duplo (de requeijão)	22. Recipientes plásticos
8. Espátulas de silicone	23. Relógio ou cronômetro
9. Facas para corte	24. Tábuas de polipropileno ou vidro
10. Sete formas para pudim de 15 cm de diâmetro	25. Tabuleiros (pequeno, médio e grande)
11. Frigideiras	26. Termômetros de vidro
12. Garfos	27. Tigelas (pequena, média e grande)
13. Palitos	28. Xícara de café
14. Panelas com tampa (pequena, média e grande)	29. Xícara de chá
15. Papel-toalha	

Capítulo 12 – Bebidas e Infusões

Lista de compras

INGREDIENTES	QUANTIDADE
Açúcar refinado	240 g
Beterraba	1 unidade pequena
Cacau em pó	5 g
Café em pó	60 g

INGREDIENTES	QUANTIDADE
Café em pó solúvel	20 g
Canela em pau	2 g
Canela em pó	6 g
Cenoura	1 unidade pequena
Chá de hortelã seco	2 sachês
Chá-mate	2 sachês
Chá *oolong*	2 sachês
Chá preto	2 sachês
Chá-verde	2 sachês
Couve	2 folhas médias
Cravo	2 g
Essência de baunilha	3 mL
Hortelã fresca	15 g
Laranja	8 unidades
Leite em pó instantâneo	50 g
Leite integral	1,5 L
Limão	3 unidades
Maracujá	3 unidades
Mel	10 g
Polpa de maracujá	100 g
Suco concentrado de maracujá	100 mL

Procedimentos para preparo da aula prática
– Separar os ingredientes.

Materiais necessários

EQUIPAMENTOS	
1. Balança digital de alimentos	3. Fogão
2. Espremedor de frutas	4. Liquidificador

UTENSÍLIOS	
1. Colher de café	12. Peneira
2. Colher de chá	13. Pratos de sobremesa
3. Colher de sobremesa	14. Pratos de servir
4. Colher de sopa	15. Pratos de sopa
5. Copo duplo (de requeijão)	16. Provetas (pequena, média e grande)
6. Descascador de hortaliças	17. Ralador
7. Facas para corte	18. Recipientes plásticos
8. Filtro de papel	19. Relógio ou cronômetro
9. Garfos	20. Tábuas de polipropileno ou vidro
10. Panelas (pequenas, média)	21. Xícara de café
11. Papel-toalha	22. Xícara de chá

Capítulo 13 – Condimentos

Lista de compras

INGREDIENTES	QUANTIDADE
Açafrão	1 g
Alecrim fresco	1 g
Alecrim seco	2 g
Alho em lasca seco	1 g
Alho inteiro	4 dentes
Arroz branco polido	1,5 kg
Bife de coxão mole	5 unidades
Caldo de carne	1 tablete
Cebolinha fresca	1 g
Cebolinha seca	1 g
Cominho	1 g
Curry	1 g
Gengibre em pó	1 g
Glutamato monossódico	2 g
Hortelã fresca	1 g
Hortelã seca	1 g

Capítulo 20

INGREDIENTES	QUANTIDADE
Manjericão fresco	1 g
Manjericão seco	2 g
Noz-moscada	1 g
Óleo de soja	30 mL
Orégano fresco	1 g
Orégano seco	2 g
Páprica doce	1 g
Páprica picante	1 g
Pimenta dedo-de-moça	1 unidade
Pimenta-de-cheiro	1 unidade
Pimenta-do-reino	1 g
Pimenta-malagueta	1 g
Sal	10 g
Sal *light*	2 g
Salsa fresca	1 g
Salsa seca	1 g
Tomilho fresco	1 g
Tomilho seco	1 g

Procedimentos para preparo da aula prática
— Separar os ingredientes.

Materiais necessários

EQUIPAMENTOS	
1. Balança digital de alimentos	3. Liquidificador
2. Fogão	

UTENSÍLIOS	
1. Colher de café	6. Espátula de silicone
2. Colher de chá	7. Facas para corte
3. Colher de sobremesa	8. Frigideiras
4. Colher de sopa	9. Garfos grandes trinchantes
5. Copo duplo (de requeijão)	10. Panelas com tampa (pequena e média)

UTENSÍLIOS	
11. Papel-toalha	16. Recipientes plásticos
12. Pratos de sobremesa	17. Relógio ou cronômetro
13. Pratos de servir	18. Tábuas de polipropileno ou vidro
14. Pratos de sopa	19. Xícara de café
15. Provetas (pequena, média e grande)	20. Xícara de chá

Capítulo 14 – Molhos e Sopas

Lista de compras

INGREDIENTES	QUANTIDADE
Abóbora japonesa	700 g
Acém	400 g
Açúcar cristal	10 g
Alecrim fresco	10 g
Alho	60 g
Alho-poró	150 g
Aparas de carne	250 g
Batata-inglesa	1 unidade pequena
Cebola	1,7 kg (aprox. 10 unidades)
Cebolinha	10 g
Cenoura	5 unidades (aprox. 400 g)
Cheiro-verde	10 g
Creme de leite	1 caixinha
Ervilha congelada	100 g
Estragão fresco ou seco	5 g ou 2 g
Farinha de trigo	150 g
Leite integral	700 mL
Limão	2 unidades
Louro	4 folhas
Manjericão fresco	10 g
Manteiga	150 g
Manteiga sem sal	350 g

INGREDIENTES	QUANTIDADE
Molho inglês	5 mL
Noz-moscada	1 g
Óleo de soja	50 mL
Ovo de galinha	10 unidades
Pimenta dedo-de-moça	1 unidade
Pimenta-do-reino	5 g
Sal	50 g
Salsa fresca	10 g
Salsão	30 g
Tomate	1,2 kg (aprox. 8 unidades)
Tomilho fresco	1 g
Toucinho defumado ou bacon	180 g
Vinagre branco	130 mL
Vinho tinto	400 mL

Procedimentos para preparo da aula prática

– Separar os ingredientes.
– Com antecedência, fazer o fundo de vegetais (ver receita no item 5.1) e o fundo de carne bovina (ver receita no item 5.2). Separar uma porção de 250 mL do fundo de carne bovina, uma porção de 500 mL e outra de 1 L de fundo de vegetais. Os fundos feitos previamente podem ser congelados por até 3 meses. Se optar pelo congelamento, no dia anterior à aula, retirar e descongelar em geladeira.

Materiais necessários

EQUIPAMENTOS	
1. Balança digital de alimentos	3. Liquidificador
2. Fogão	
UTENSÍLIOS	
1. Batedor de ovos ou *fouet*	5. Colher de sopa
2. Colher de café	6. Copo duplo (de requeijão)
3. Colher de chá	7. Espátulas de silicone ou colheres grandes para mexer os ingredientes nas panelas
4. Colher de sobremesa	8. Facas para corte

UTENSÍLIOS	
9. Filtro de papel	17. Provetas (pequena, média e grande)
10. Garfos	18. Ralador
11. Panelas com tampa (pequena, média e grande)	19. Recipientes plásticos
12. Papel-toalha	20. Relógio ou cronômetro
13. Peneira	21. Tábuas de polipropileno ou vidro
14. Pratos de sobremesa	22. Termômetros de vidro
15. Pratos de servir	23. Xícara de café
16.Pratos de sopa	24. Xícara de chá

Capítulo 15 – Variação de Consistência

Lista de compras

INGREDIENTES	QUANTIDADE
Alecrim	1 ramo
Alface	15 g
Arroz branco polido	250 g
Azeite de oliva	20 mL
Batata-inglesa	400 g (aprox. 6 unidades pequenas)
Bife de coxão mole	2 unidades (aprox. 250 g)
Cebola	3 unidade pequenas
Cenoura	2 unidades grandes
Cheiro-verde	10 g
Coxão mole em cubos	150 g
Coxão mole moído	350 g
Feijão carioca	300 g
Laranja	3 unidades
Maçã	5 unidades
Manteiga	10 g

Capítulo 20

INGREDIENTES	QUANTIDADE
Óleo de soja	30 mL
Pó para gelatina incolor	1 pacote (12 g)
Purê de alho	10 g
Sal	30 g
Suco de uva integral	300 mL
Tomate	1 unidade pequena

Procedimentos para preparo da aula prática

– Separar os ingredientes.
– Colocar na geladeira, no dia anterior à aula, em 250 mL de água separadamente as seguintes quantidades de leguminosas:
- 60 g de feijão carioca
- 60 g de feijão carioca
- 40 g de feijão carioca
- 40 g de feijão carioca
- 40 g de feijão carioca
– No dia anterior, descongelar as carnes em geladeira.

Materiais necessários

EQUIPAMENTOS	
1. Balança digital de alimentos	3. Liquidificador
2. Fogão	4. Micro-ondas
UTENSÍLIOS	
1. Colher de café	11. Garfos
2. Colher de chá	12. Garfos grandes trinchantes
3. Colher de sobremesa	13. Panelas de pressão pequenas
4. Colher de sopa	14. Panelas com tampa (pequena e média)
5. Copo duplo (de requeijão)	15. Papel-toalha
6. Descascador de hortaliças	16. Peneira
7. Escorredor de arroz	17. Pratos de sobremesa
8. Espátula de silicone ou colheres grandes para mexer os ingredientes na panela	18. Pratos de servir
9. Facas para corte	19. Pratos de sopa
10. Frigideiras	20. Provetas (pequena, média e grande)

UTENSÍLIOS	
21. Ralador	25. Tábuas de polipropileno ou vidro
22. Recipientes plásticos, inclusive próprios para micro-ondas	26. Termômetros de vidro
23. Relógio ou cronômetro	27. Xícara de café
24. Sanitizante para alimentos	28. Xícara de chá

Capítulo 16 – Micro-ondas

Lista de compras

INGREDIENTES	QUANTIDADE
Açúcar	700 g
Alcaparra	30 g
Alho	15 g (aprox. 7 dentes)
Amido de milho	20 g
Arroz branco polido	220 g
Azeite de oliva	70 mL
Bacon	60 g
Batata-inglesa	1,2 kg (5 unidades grandes)
Baunilha	1 mL
Bicarbonato de sódio	3 g
Bife de contrafilé	5 unidades de 100 g
Brócolis	80 g
Cebola	3 unidades grandes
Champignon	70 g
Chocolate em pó	120 g
Coentro fresco	10 g
Espaguete	250 g
Farinha de trigo	600 g
Fermento químico	3 g
Filé de robalo em cubos	900 g
Leite integral	1 L
Manteiga	400 g
Mel	20 g

Capítulo 20

INGREDIENTES	QUANTIDADE
Mostarda (molho)	85 g
Ovo de galinha	9 unidades
Palmito	½ vidro pequeno
Pimenta-do-reino	3 g
Purê de tomate	450 g
Queijo parmesão ralado	150 g
Sal	40 g
Salsa fresca	10 g
Shoyu	20 mL
Tomate	6 unidades

Procedimentos para preparo da aula prática

– Separar os ingredientes.
– No dia anterior à aula, descongelar os filés de peixe e os bifes de carne bovina em geladeira.

Materiais necessários

EQUIPAMENTOS	
1. Balança digital de alimentos	3. Fornos de micro-ondas
2. Batedeira	

UTENSÍLIOS	
1. Colher de café	12. Formas de batata *chips* para micro-ondas
2. Colher de chá	13. Garfos
3. Colher de sobremesa	14. Mandolina
4. Colher de sopa	15. Papel-filme
5. Copo duplo (de requeijão)	16. Papel-manteiga
6. Descascador de hortaliças	17. Papel-toalha
7. Escorredor de arroz	18. Pincel de alimentos
8. Escorredor de macarrão	19. Pratos de sobremesa
9. Espremedor de batatas	20. Pratos de servir
10. Facas para corte	21. Pratos de sopa
11. Formas de silicone para bolo	22. Provetas (pequena, média e grande)

UTENSÍLIOS	
23 Recipientes plásticos	26. Tampas protetoras para cozimento em micro-ondas
24. Recipientes de vidro ou plástico próprios para micro-ondas (inclusive os com tampa e acessório para cozimento a vapor)	27. Xícara de café
25. Tábuas de polipropileno ou vidro	28. Xícara de chá

Capítulo 17 – Alimentação Pré-escolar e Escolar

Lista de compras

INGREDIENTES	QUANTIDADE
Abacate	1 unidade média (570 g)
Abobrinha italiana	110 g
Açúcar refinado	170 g
Alecrim seco	0,5 g
Alface ou acelga	1 maço
Alho	23 g (aprox. 15 dentes de alho P)
Alho seco em flocos	9 g
Amido de milho	165 g
Arroz branco cru	290 g
Aveia em flocos finos	230 g
Azeite de oliva	40 mL
Banana-nanica ou prata verdes	3 unidades médias
Banana-prata madura	3 unidades médias
Batata-doce	550 g
Beterraba	140 g
Brócolis	70 g
Cacau em pó	35 g
Cebola	260 g
Cebolinha seca	3,5 g
Cenoura	70 g
Cheiro-verde fresco	30 g
Chocolate em pó	135 g

INGREDIENTES	QUANTIDADE
Colorau	2 g
Couve-manteiga	70 g (2 folhas M)
Espinafre	1 maço
Farinha de milho amarela tipo beiju	200 g
Farinha de rosca	50 g
Farinha de trigo	910 g
Fermento químico	40 g
Filé de tilápia	550 g (4 filés médios)
Filé de peito de frango	275 g
Leite integral	350 mL
Limão	3 unidades
Maçã com casca	1 unidade grande (180 g)
Manjericão seco	1 g
Manteiga com sal (para a tapioca)	80 g
Minipão de hambúrguer ou minibrioche	22 unidades
Noz-moscada	0,5 g
Óleo de soja	110 mL
Orégano	0,5 g
Ovo de galinha	16 unidades
Páprica doce	2,5 g
Páprica picante	1,5 g
Polvilho doce	220 g
Queijo parmesão ralado	50 g
Repolho branco	350 g
Sal	30 g
Salsa seca	2 g
Tomate italiano ou salada	180 g (1 unidade G)
Tomate salada	5 tomates médios
Tomilho seco	0,5 g
Uva-passa	60 g

Procedimentos para preparo da aula prática

Previamente:

– Preparar a biomassa de banana-verde com antecedência (pode ser congelada por até 3 meses), ver Capítulo 17, receita 3.2.

– Preparar o tempero de salsa, cebolinha e alho secos, ver Capítulo 17, receita 9.
– Se comprar o abacate ainda verde (verificar cor da polpa ao retirar o cabo), enrolar em uma folha de jornal ou revista para amadurecer com, pelo menos, 4 dias de antecedência em relação ao dia da aula.

No dia anterior:
– Descongelar os filés de tilápia e os filé de frango.
– Preparar o arroz branco cozido e deixar na geladeira, ver Capítulo 17, receita 6.
– Encher 2 formas de gelo (cesca de 24 cubos) com água filtrada e levar ao *freezer* ou congelador.
– Colocar 2 L de água filtrada para resfriar na geladeira.
– Separar os ingredientes.

Materiais necessários

EQUIPAMENTOS	
1. Balança digital de alimentos	5. Forno elétrico tipo *air fryer*
2. Batedeira	6. *Freezer* ou congelador
3. Fogão	7. *Mixer* ou liquidificador
4. Forno convencional	8. Processador de alimentos
UTENSÍLIOS	
1. Colher de café	17. Panela de pressão pequena
2. Colher de chá	18. Panelas (pequena, média e grande)
3. Colher de sobremesa	19. Papel-toalha
4. Colher de sopa	20. Peneira média
5. Copo duplo (requeijão)	21. Pincel de alimentos
6. Escorredor de alimentos	22. Pratos (pires, sobremesa, servir, sopa)
7. Escorredor de arroz	23. Provetas (pequena, média, grande)
8. Escumadeira	24. Raladores (pequeno e médio)
9. Espátulas de silicone ou colheres grandes para mexer os ingredientes nas panelas	25. Recipientes plásticos
10. Espremedor de limão	26. Relógio ou cronômetro
11. Facas para corte	27. Rolo de massa
12. Forma retangular pequena (20 × 30 cm)	28. Tábuas de polipropileno ou vidro
13. Formas de gelo	29. Tabuleiros para assar (pequenos, médios e grandes)
14. Frigideira média (diâmetro 12 cm)	30. Tigelas (pequenas, médias e grandes)
15. Garfos	31. Xícaras de café
16. Pano de prato branco e limpo	32. Xícaras de chá

Capítulo 20

Capítulo 18 – Alimentação Vegetariana

Lista de compras

ALIMENTOS	QUANTIDADE
Abóbora japonesa	230 g
Açúcar refinado	190 g
Alho	50 g (3 cabeças)
Azeite de dendê	5 mL
Azeite de oliva	120 mL
Banana-da-terra com casca	350 g
Batata-inglesa	4 unidades médias (aprox. 800 g)
Canela	1,5 g
Cebola	3 unidades médias
Cebolinha fresca	15 g
Chocolate em pó vegano (ou sem leite)	15 g
Chocolate granulado vegano (opcional)	100 g
Chocolate meio-amargo (vegano ou sem leite)	270 g
Coentro fresco	3 g
Colorau	2,5 g
Cominho	2,5 g
Extrato de coco em pó (sem amido)	170 g
Extrato de soja em pó	110 g
Extrato vegetal de soja fluido	110 mL
Farinha de trigo	2 kg
Gengibre fresco	10 g
Grão-de-bico enlatado	400 (peso drenado: 300 g)
Hortelã fresca	10 g
Inhame	400 g
Leite de coco	300 g
Lentilha seca	200 g
Limão	2 unidades
Mandioquinha (batata-baroa)	200 g
Manjericão seco	0,5 g
Molho de soja (*shoyu*)	60 mL

ALIMENTOS	QUANTIDADE
Óleo de coco	10 mL
Óleo de soja	70 mL
Orégano seco	1 g
Páprica doce	1 g
Páprica picante	1 g
Pimenta-do-reino	1 g
Pimenta síria	1 g
Pimentão verde	1 unidade pequena
Polvilho azedo	110 g
Polvilho doce	110 g
Proteína de soja texturizada	70 g
Sal	30 g
Semente de girassol	110 g
Shitake seco	40 g
Tomate	1 unidade grande
Trigo para quibe	200 g

Procedimentos para preparo da aula prática
– Separar os ingredientes.

Materiais necessários

EQUIPAMENTOS	
1. Balança digital de alimentos	6. Geladeira
2. Batedeira	7. Liquidificador ou *mixer*
3. Fogão	8. Micro-ondas
4. Forno convencional	9. Processador de alimentos
5. Forno elétrico tipo *air fryer*	
UTENSÍLIOS	
1. Colher de café	5. Copo duplo (de requeijão)
2. Colher de chá	6. Descascador de hortaliças
3. Colher de sobremesa	7. Escorredor de alimentos
4. Colher de sopa	8. Escumadeira

Capítulo 20

UTENSÍLIOS	
9. Espátulas de silicone ou colheres grandes para mexer panelas	22. Pincel de alimentos
10. Espremedor ou amassador de alho	23. Pratos de sobremesa
11. Espremedor ou amassador de batatas	24. Pratos de servir
12. Facas para corte	25. Pratos de sopa
13. Forma de bolo inglês	26. Provetas (pequena, média e grande)
14. Frigideira com tampa	27. Recipientes plásticos
15. Garfos	28. Relógio ou cronômetro
16. Pano de prato branco e limpo	29. Tábuas de polipropileno ou vidro
17. Panela de pressão pequena	30. Tabuleiro para assar
18. Panelas pequenas	31. Tigelas (pequena, média e grande)
19. Panelas médias	32. Voal ou coador de pano
20. Papel-toalha	33. Xícara de café
21. Peneira	34. Xícara de chá

ANEXO 5

Respostas Simplificadas – Seção Avaliação e Comentários

Capítulo 1 – Pesos, Medidas e Técnica de Preparo

1. **Comparar os resultados dos experimentos 2.1 e 2.2, destacando a diferença entre os pesos obtidos.**

   Há diferença de densidade entre os ingredientes secos, o que influencia a comparação entre peso e medida caseira entre os diferentes produtos. O nivelamento ou não do produto também influencia a determinação do peso da medida caseira.

2. **Comparar as diferenças de pesagens entre os quatro manipuladores e discutir o reflexo das possíveis diferenças na elaboração de preparações institucionais e dietéticas.**

   As medidas podem ser diferentes entre manipuladores devido à imprecisão das medidas caseiras. Em instituições, a utilização de medidas caseiras interfere no desenvolvimento de fichas de preparação.

3. **Comparar a diferença entre medidas em gramas e mililitros.**

   A densidade de cada alimento varia e não se podem igualar as medidas em gramatura e mililitros. A água é o padrão dos experimentos devido à sua densidade igual a 1 (um).

4. **Calcular a densidade do leite, do óleo vegetal e da margarina.**

   $D = m/V$, *os valores encontrados serão específicos de cada experimento.*

5. **Comparar a diferença de peso entre os três ovos.**

   Mesmo pertencendo à mesma caixa e sendo provenientes do mesmo animal, há grande possibilidade de diferença de peso entre as unidades de ovos.

6. **Comparar o efeito da incorporação de ar no peso do ovo inteiro batido.**

   Na quantidade avaliada, a incorporação de ar não influencia significativamente o peso do ovo.

7. **Comparar os resultados do F.C. e Fc_v com os dados oferecidos na literatura. Calcular o percentual de desperdício.**

   A comparação de fatores de correção, cocção, desperdício e densidade será específica de cada laboratório, pois dependem dos manipuladores, da qualidade do alimento e dos equipamentos.

Capítulo 20   181

8. **Qual é o objetivo do cálculo da densidade para utilização em unidades de alimentação e nutrição?**

   A densidade é importante para o dimensionamento de equipamentos em unidades de alimentação e nutrição.

9. **Comparar a mesma quantidade de pepino e tomate em rodelas e em cubos. O per capita continua o mesmo?**

   O per capita varia de acordo com o tipo de corte e com o volume final da preparação.

10. **Quantas laranjas são necessárias para fazer um copo de suco de 250 mL com cada procedimento?**

    A quantidade de suco das frutas não é a mesma, pois depende da variedade, do tamanho e do equipamento utilizado para extração.

11. **Quantos mililitros de suco de limão são necessários para fazer um copo de 250 mL de limonada para cada procedimento? Qual o percentual de açúcar necessário para adoçar essa preparação?**

    São necessários 20 mL. O percentual de açúcar varia de acordo com o hábito da população.

12. **Qual é a diferença entre os três tipos de manipulação? Comparar os fatores de correção das frutas para o preparo dos sucos.**

    Os equipamentos elétricos facilitam a extração completa dos sumos e apresentam melhor rendimento. Quando a fruta é batida inteira no liquidificador, aumenta-se seu rendimento e melhora-se a composição nutricional do suco produzido.

13. **Por que, na alface e na couve crua (salada), o per capita e a porção são iguais?**

    Por não haver processo de cocção.

14. **Comparar o peso e o volume da couve crua e da alface crua.**

    Esses alimentos, quando crus, ocupam um volume maior dos utensílios e equipamentos.

15. **Analisar a proporção de folhas grandes, médias e pequenas presentes em um maço de alface e avaliar o reflexo dessas proporções em medidas caseiras.**

    As folhas de alface apresentam tamanhos e peso diferentes, dificultando a definição de medidas caseiras.

16. **Comparar a diferença entre a porção ideal da couve para salada e guarnição.**

    As porções de guarnição são maiores que as das saladas, já que estas acompanham os pratos principais.

17. **Comparar o mesmo peso de alface em folha (sem corte) e alface cortada em tiras. O per capita continua o mesmo?**

É variável por depender do volume ocupado pelo alimento.

18. **Comparar com as recomendações do PAT e criticar.**

Recomendação do PAT – pequenas refeições – 300 kcal com NDpcal de 6%; grandes refeições – 1.200 a 1.600 kcal com NDpcal de 6%. Nas grandes refeições, o VET é excessivo se considerarmos que não diferencia os grupos populacionais. Não existem recomendações diferenciadas para grupos populacionais.

Capítulo 2 – Leite

1. **O que acontece com o sabor do leite quando fervido?**

Albuminas e globulinas aderem-se ao fundo e às laterais dos utensílios, havendo modificação de sabor com o excesso de calor. Também ocorre evaporação de gases presentes no leite cru.

2. **Fazer Teste de Aceitabilidade e comparar a aceitação entre os leites pasteurizado/esterilizado e "cru"/fervido.**

A aceitação das diferentes formas de preparação dos leites depende do hábito de consumo do indivíduo, pois há alterações de sabor e odor no leite submetido à cocção.

3. **Por que o leite em pó instantâneo tem comportamento diferente quanto à solubilidade?**

Devido à adição de emulsificantes na sua composição.

4. **Qual é a porcentagem de açúcar encontrada no leite condensado re-constituído?**

13%.

5. **Por que o leite evaporado apresenta cor diferenciada?**

Devido à reação de Maillard.

6. **Observar a formação de coalho, separação de gordura e espessamento do molho e justificar a ocorrência dos mesmos.**

Em função da diferença na composição dos leites, há características diferentes nos molhos produzidos.

7. **Qual é a principal diferença entre os cinco molhos?**

Os molhos preparados com leites em pó apresentam-se mais consistentes. Os molhos preparados com leites desnatados apresentam separação da gordura utilizada, deixando a superfície do molho amarelada e brilhosa. O leite esterilizado integral apresenta maior tempo de cocção.

8. **Qual é o leite mais indicado para essa preparação?**

   Depende do tipo de preparação desejada e do tempo em que a preparação ficará exposta.

9. **O que aconteceu com a preparação que usou o leite em pó desnatado?**

   Apresentou-se mais viscosa.

10. **Quais ingredientes atuam na formação do coalho?**

    O leite fornece as proteínas que, em meio ácido (vinagre), formam coalhos. O sal, por ser higroscópico, favorece a sinérese na massa, tornando-a mais consistente.

11. **Qual é o efeito do uso de diferentes leites na decantação?**

    Os leites desnatados tendem a apresentar maior decantação. Os leites homogeneizados, menor e os leites em pó, maior.

12. **O *chantilly* é uma espuma de ar/água?**

    Sim.

13. **Qual é o efeito do açúcar na qualidade do creme?**

    O açúcar produz cremes mais macios.

14. **Passando-se do ponto do *chantilly*, o que ocorre?**

    Há formação de manteiga.

15. **Houve liberação de soro após a formação da manteiga? Para que é usado? Qual é a composição desse soro?**

    Sim. O soro pode ser utilizado para alimentação infantil. O soro é levemente acidificado e contém água, proteína e vitaminas hidrossolúveis.

16. **Comparar o peso das porções dos diferentes tipos de *chantilly*.**

    O peso dos diferentes tipos de chantilly é variável em função da composição e da incorporação de ar.

17. **Qual é o efeito dos diferentes tipos de leite na elaboração de cremes de forno?**

    A consistência e a viscosidade variam de acordo com os tipos de leite. Além disso, o tempo de forno se diferencia expressivamente.

18. **Qual é o mais aceito e recomendado?**

    Para a indústria de alimentos, a melhor qualidade é obtida pela mistura de leite em pó com leite fluido para atender às exigências de consistência e sabor.

Capítulo 3 – Ovos

1. **Qual é a reação química responsável pela formação do anel verde?**

   Ocorre a reação entre o enxofre presente na clara e o ferro presente na gema, formado o sulfeto ferroso.

2. **Houve formação de franjas?**

   Sim, se: a temperatura estava alta; a água estava em ebulição; o ovo estava velho.

3. **Qual é o efeito do sal e do vinagre na cocção do ovo pochê?**

   Sal e vinagre aceleram a coagulação, evitando a formação de franjas.

4. **Qual é o efeito do frescor dos ovos na preparação do ovo pochê?**

   Ovos frescos ficam mais compactos e íntegros, com menor possibilidade de formação de franjas.

5. **Comparar a cocção à pochê e o ovo frito.**

   O ovo pochê é submetido à cocção em calor úmido e não apresenta adição de gordura na preparação, portanto apresenta melhores digestibilidade e composição nutricional.

6. **Qual é a diferença dos quatro métodos de cocção dos ovos mexidos? Qual o mais recomendado?**

   O método mais recomendado é o banho-maria, pois permite um ovo mais cremoso e com cocção de clara e gema simultânea. Além disso, a cor não é afetada.

7. **Qual é a principal diferença entre o ovo mexido e a omelete?**

   Para a formação da omelete, o ovo é batido até a aeração e não é mexido durante a cocção.

8. **Qual é a diferença entre os dois tipos de omelete?**

   A omelete suflê apresenta batimento da clara e da gema em separado, o que permite maior aeração da preparação.

9. **Qual é a diferença entre esse tipo de preparação e o ovo pochê?**

   O ovo pochê é cozido em água aquecida. O ovo cocote é cozido em banho-maria e com ingredientes ricos em lipídios, portanto a digestibilidade e a composição nutricional do ovo pochê são melhores.

10. **Por que não podemos colocar o leite fervendo durante a preparação do creme?**

    Porque o leite fervendo provoca coagulação excessiva do creme, formando coalhos.

11. **Por que a consistência dos três cremes é extremamente diferente?**

Porque existem diferenças de comportamento entre a clara e a gema, sendo a clara mais propensa à incorporação de ar.

12. **Qual é a diferença estrutural entre os cremes de forno e os cozidos?**

Os cremes de forno apresentam-se mais compactos devido à intensa evaporação de água (temperatura do forno).

13. **Qual é o efeito dos dois métodos de cocção no sabor dos cremes?**

Os cremes assados ficam com sabor mais acentuado devido à concentração das substâncias.

14. **No creme assado, houve formação de porosidades no centro do creme? Se sim, explique.**

Sim. Devido à coagulação excessiva pela alta temperatura do forno (efeito não desejado).

15. **Qual é o efeito de sal, água, óleo e gema na formação e estabilidade das espumas?**

sal *– maior estabilidade, maior tempo de batimento;*
água *– menor estabilidade, maior volume;*
óleo e gema *– menor estabilidade e menor volume; interferem na formação da espuma.*

16. **Qual é a maneira de medir a estabilidade de uma espuma?**

Pela liberação de líquidos.

17. **Descrever os possíveis fatores que podem ter contribuído para as diferentes características do ovo (se houver).**

Ver Figura 3.1.

Capítulo 4 – Carnes

1. **O que aconteceria se os cortes de bife fossem feitos no mesmo sentido das fibras? Explicar usando os conhecimentos estruturais da carne.**

O bife ficaria duro.

2. **Qual é o efeito da tostadura na qualidade dos bifes?**

Os bifes ficam mais macios pela retenção de água e a cor fica mais atrativa.

3. **Qual é o nome comercial usado para esse tipo de preparação?**

Bife de panela.

4. **Você recomendaria a utilização de calor úmido sem tostadura? Justifique a resposta.**

Não, pois a cor afeta muito a qualidade do produto; no entanto pode ser utilizado caso servido com molho.

5. **Qual é o efeito do calor seco (forno) na modificação do sabor?**

Concentração das substâncias extrativas da carne pela evaporação.

6. **Qual é o efeito do calor seco (chapa) por um tempo prolongado?**

Evaporação excessiva e ressecamento do produto, levando ao encurtamento das fibras.

7. **O que acontece com o complexo actina-miosina quando o bife é submetido a calor seco (banho de óleo)?**

Contração rápida e excessiva das fibras, liberando a suculência da carne e tornando o bife duro.

8. **Qual é a porcentagem de óleo absorvida pela preparação em banho de óleo?**

O cálculo depende dos tipos de carne, de corte, de óleo e da temperatura do óleo.

9. **Qual dos três métodos de cocção é mais indicado e por quê?**

Depende do objetivo desejado. Geralmente, a chapa é o mais utilizado e o que apresenta melhor rendimento.

10. **Qual é a principal função das coberturas?**

Evitar a evaporação excessiva de líquidos e a contração brusca do complexo actina-miosina.

11. **Qual é a porcentagem de absorção de óleo no bife à milanesa?**

Depende da quantidade de cobertura aderida à carne. Normalmente pode variar de 5% a 15%, podendo chegar a 20%.

12. **Qual das carnes com cobertura apresenta o maior VET?**

Cobertura à milanesa.

13. **Qual é a finalidade do uso de preparações com carne moída em UAN?**

Rendimento.

14. **Comparar a porcentagem de sal utilizada em carne moída com os demais bifes.**

A quantidade de sal pode ser menor devido à maior superfície de contato da carne com o sal, havendo melhor absorção.

Capítulo 20

15. **Qual é a porcentagem de absorção de óleo dos bolinhos fritos?**

A absorção de óleo variará de acordo com o tempo de submersão dos bolinhos no óleo e a temperatura do óleo. Calcular a absorção do óleo em função do peso dos bolinhos fritos.

16. **Contextualize os métodos de cocção em diferentes áreas de atuação do nutricionista (UAN, dietoterapia e saúde pública).**

UAN – podem ser usados todos os métodos de cocção, dependendo do objetivo.

Dietoterapia – diminuição da quantidade de proteína devido ao acréscimo de pão (p. ex.: pacientes renais). Utilização de molhos, não havendo necessidade de frituras para melhorar o sabor e a aparência.

Saúde pública – preparações com sabor agradável e menor custo. Fácil elaboração.

17. **Classifique os pontos de assado com suas respectivas temperaturas, confrontando com os valores teóricos.**

Cocção	Griswold	Ornellas
Mal passada	----	55 a 65°C
Ao ponto	70 a 71°C	65 a 70°C
Bem passada	76 a 77°C	70 a 80°C
Muito bem passada	----	80 a 95°C

18. **Qual é o efeito da liberação de água e ou gordura na maciez?**

O sabor fica prejudicado pela liberação das substâncias extrativas da carne e ocorre ressecamento.

19. **Qual é a temperatura interna mais recomendada para UAN?**

No centro geométrico, a carne deve atingir pelo menos 75°C.

20. **Comparar a textura dos bifes.**

A textura é influenciada pelo tempo de contato da carne com a enzima.

21. **Qual é o efeito da adição do suco de abacaxi na carne?**

Amaciamento enzimático (bromelina) da carne.

22. **Como o tempo de exposição ao suco de abacaxi influencia a qualidade da carne?**

Quanto maior o tempo de exposição da carne à enzima, maior a degradação proteica.

23. **Qual é o efeito do amaciante industrial na carne bovina?**

Deixar a textura mais macia e de melhor digestibilidade.

Capítulo 5 – Aves e Pescados

1. **Calcular e comparar a absorção de óleo para o frango frito e para o frango à milanesa.**

   Depende do corte do frango utilizado, do tipo de óleo e da temperatura.

2. **Qual é a porcentagem de interferência dos ossos no cálculo do per capita?**

   Os per capitas devem ser maiores para atingir a mesma quantidade de carne. A porcentagem de ossos depende do corte analisado, podendo chegar até 50%.

3. **Qual é o efeito do uso de cobertura e fritura para a cocção de aves com ossos?**

   Apesar do osso ser um bom condutor de calor, cortes grandes podem ficar crus devido ao pouco tempo de exposição ao óleo quente. A cobertura à milanesa não pode sofrer cocção intensa.

4. **Qual é a diferença de comportamento entre os cortes de aves? Por quê?**

   O comportamento varia devido a maior ou menor presença de gordura (asa e sobreasa), presença de ossos, superfície de contato e tamanho dos cortes.

5. **Explicar a maior proporção de sal e alho adicionada a carnes de frango em comparação com as carnes vermelhas.**

   Nas carnes de aves há maior utilização de temperos em função de apresentar menor concentração de substâncias extrativas que atuam no desenvolvimento de sabor.

6. **Avaliar a cocção das carnes nas regiões próximas aos ossos.**

   Nas regiões próximas aos ossos, por osso ser poroso, há maior dificuldade de incidência de calor, podendo ficar crua na região próxima ao osso.

7. **Explicar o motivo de se lavar as carnes de frango. O mesmo procedimento é utilizado em carnes vermelhas? Por quê?**

   É possível lavar as carnes de aves em função da menor concentração de pigmentos e de substâncias extrativas, portanto a lavagem não afeta cor e sabor como nas carnes vermelhas.

8. **Qual é a vantagem da cocção por calor úmido no contexto da dietoterapia?**

   Menor absorção de gordura e possibilidade de retirada da gordura externa sem o comprometimento do sabor. Além disso, menor concentração do valor proteico.

Capítulo 20

9. **Qual é a diferença do tempo de cocção entre os itens 1.1, 1.2, 1.3 e 2.1?**

O frango assado é o mais demorado, pois, para se obterem melhores rendimento e aparência, devem-se utilizar temperaturas pouco elevadas.

10. **Como ocorre a cocção no micro-ondas?**

As ondas magnéticas levam à vibração das moléculas de água, havendo produção de calor, que é propagado por todo o alimento.

11. **Como ocorre o desenvolvimento de cor no micro-ondas?**

Por meio da utilização de sal na superfície do alimento.

12. **Qual corte (filé ou posta) obteve melhor comportamento em cada um dos métodos de cocção?**

Assado – *posta.* **Frito** – *filé, devido à espessura do corte.*

13. **Qual é a porcentagem de absorção de óleo no peixe frito?**

Depende da quantidade de farinha aderida ao corte.

14. **Qual é o efeito do calor seco (assado) na qualidade do sabor de peixes?**

Maior concentração do sabor.

15. **Comparar o comportamento do filé e da posta na preparação de peixe ensopado. Qual corte é mais sensível a esse tipo de cocção e por quê? Comparar o tempo de preparo entre a posta e o filé e analisar sua aplicabilidade em UAN.**

O filé, por não possuir proteção, desfia-se devido à ebulição da água utilizada na cocção. Além disso, a fibras musculares do filé encontram-se menos compactadas. O tempo de preparo para postas é maior, pois a altura das postas dificulta a penetração do calor. Em UAN, a utilização de postas é mais desejada, apesar do maior tempo, para manter a integridade da preparação.

16. **Avaliar o efeito do micro-ondas na cocção do filé de peixe. Avaliar sua viabilidade em UAN e dietoterapia.**

A cocção em micro-ondas é mais rápida, mas ocorre menor desenvolvimento de cor e sabor. A consistência também fica comprometida (elástica), inviabilizando seu uso em UAN. Em dietoterapia, a utilização de molhos melhora a aparência do produto e não é necessário acrescentar gordura à preparação.

17. **Comparar o grau de coagulação entre os três tipos de marinado com o padrão.**

Com relação ao padrão, a coagulação proteica dos três métodos foi maior, havendo necessidade de diminuição do tempo de cocção. A aparência dos cubos foi prejudicada com a utilização de vinagre e limão, havendo desintegração pela coagulação excessiva.

18. **Quais dos agentes (calor, limão, vinagre ou sal) têm maior efeito na coagulação da fração proteica do pescado?**

Vinagre e limão devido ao pH.

Capítulo 6 – Cereais

1. **Calcular a absorção de água para cada tipo de cereal utilizado.**

O índice de absorção variará de acordo com o tipo, o tempo de armazenamento e a marca do cereal utilizado na aula. Segundo a literatura, pode variar de 1,5 a 3.

2. **Por que a absorção se diferencia nos diferentes tipos de arroz?**

Devido ao tamanho dos grãos e à presença ou não de fibras.

3. **Explique o que é arroz parboilizado.**

Arroz que sofreu processo de pré-cocção industrial com a casca, havendo maior retenção de vitaminas e minerais e formação de camada externa brilhosa de celulose.

4. **Para que utilizamos trigo para quibe em UAN?**

Para obter preparações como quibe, tabule e saladas, entre outros.

5. **Qual é o efeito de refogar o arroz?**

Formação de uma camada de gordura externa que promove absorção mais lenta da água, proporcionando cocção mais uniforme.

6. **Comparar os dois métodos para a cocção de milho. Por que essas diferenças ocorrem?**

No micro-ondas, a retenção do vapor interno do grão é maior, levando a uma explosão mais intensa do grão. Dessa forma, o extravasamento do amido atinge maior superfície, deixando a pipoca mais atrativa.

7. **Comparar a composição nutricional dos quatro tipos de pipoca produzidos. Qual seria o mais recomendado?**

O mais recomendado é o método em micro-ondas, sem adição de gordura.

8. **Qual é o nome utilizado tecnologicamente para as farinhas torradas?**

Amido dextrinizado.

9. **Qual é o efeito do uso de farinhas torradas na gelatinização?**

Formação de géis mais fracos devido ao rompimento das cadeias.

10. **Farinhas torradas possuem o mesmo valor nutricional de farinhas cruas?**

Sim.

11. **Qual é a porcentagem ideal de farinha para a elaboração de molho, mingau, sonda e pudim?**

Molho – *5%,*
Mingau e sonda – *2,5%,*
Pudim – *10% a 15%.*

12. **Qual é o efeito do açúcar nas diferentes concentrações de farinhas?**

Como o açúcar é higroscópico, ele sequestra a água e compromete a formação do gel.

13. **Existe uma concentração de farinha e de açúcar mais adequada? Por quê?**

Concentrações equivalentes de farinhas e açúcar são ideais para não haver competição excessiva da água e promover sabor agradável.

14. **Podem-se usar as mesmas concentrações de farinhas cruas e torradas para uma mesma preparação (por exemplo: polenta?)**

Não, pois a consistência será diferente, mais mole para farinhas dextrinizadas.

Capítulo 7 – Leguminosas

1. **Por que a água do remolho do item 1.1 não deve ser aproveitada para cocção? Qual o reflexo na qualidade nutricional desse alimento?**

Porque o tempo de remolho é alto, podendo a temperatura ambiente comprometer a qualidade microbiológica da água. Nutricionalmente, ocorrem perdas de vitaminas por dissolução.

2. **Qual é o efeito da cocção do grão-de-bico com e sem película?**

A película dificulta a entrada de água inicialmente, porém, quando a água consegue penetrar o grão, sua saída é dificultada.

3. **Comparar o rendimento e o tempo de cocção das leguminosas com remolho e sem remolho.**

As leguminosas com remolho apresentam melhor rendimento.

4. **Comparar a cor entre o feijão carioca com fervura prévia e com remolho tradicional.**

A fervura prévia fixa melhor a coloração e fornece um brilho maior à preparação.

5. **Qual é o efeito da técnica de fervura prévia na qualidade nutricional do feijão?**

   Preservação das vitaminas hidrossolúveis devido ao menor tempo de exposição ao calor.

6. **A técnica de fervura prévia pode ser viável em UAN?**

   Sim.

7. **Pode-se substituir o leite de vaca pelo extrato de soja? Em que contexto?**

   Sim. Pessoas intolerantes à lactose ou com alergia ao leite de vaca podem utilizar o extrato de soja, havendo necessidade de balancear a dieta para cálcio.

8. **Qual é a porcentagem de absorção de óleo dos croquetes de soja?**

   Depende da quantidade de resíduo utilizada. Normalmente é alta, pois o material é fibroso.

9. **Os croquetes podem ser utilizados como guarnição?**

   Não deveriam, pois apresentam grande quantidade de proteína.

10. **Que outra leguminosa poderia ser utilizada na preparação de saladas?**

    Soja, grão de bico, fava e feijão branco.

11. **Quais são os cuidados necessários quando se utilizam saladas com leguminosas na elaboração de cardápios?**

    Balanço nitrogenado.

12. **Qual é a porcentagem de absorção de azeite de dendê nos acarajés?**

    Em torno de 15%.

13. **Que outros tipos de preparações podem ser elaborados com leguminosas? Cite pelo menos 5 exemplos.**

    Tutu de feijão, dobradinha, feijão-tropeiro, arroz com lentilha, pasta de grão-de-bico.

14. **Qual a diferença entre o índice de absorção do feijão e o fator de cocção no tutu de feijão e no feijão refogado?**

    O índice de absorção do feijão é a relação entre o peso do grão após a cocção e o peso líquido. O fator de cocção nas preparações é a relação entre o peso final da preparação (rendimento) e o peso líquido dos ingredientes.

15. **Seria possível preparar um tutu de feijão sem a adição de farinha? Por quê?**

    Sim, esmagando-se os grãos (devido à alta concentração de amido) e aumentando o tempo de cocção, porém, em função de ser uma receita regional, tal alteração descaracterizaria a preparação.

Capítulo 20

Capítulo 8 – Agentes de Crescimento

1. **Por que a temperatura para dissolver o fermento deve ser de 35°C?**

   É a temperatura ideal de crescimento do micro-organismo.

2. **Qual é o tipo de massa formada?**

   Macia.

3. **Ocorrendo mudança na adição dos ingredientes, iniciando-se com creme de manteiga, gema e açúcar e; em seguida, os ingredientes secos e, por último, a clara batida, haveria alguma alteração no produto final do ponto de vista do grupo?**

   Sim, pois haveria maior amaciamento do glúten e maior incorporação de ar. O bolo ficaria mais fofo.

4. **Comparar o efeito da variação das concentrações de açúcar, ovo, leite, margarina e fermento e descrever a função teórica de cada ingrediente.**

   Farinha *– fornecimento de gliadina e glutenina para a formação do glúten, o qual fornece sustenção, elasticidade e crocância.*

   Margarina *– amaciamento do glúten, além de sabor.*

   Leite *– vapor d'água e embebimento do amido.*

   Açúcar *– maciez , sabor e cor.*

   Clara *– desenvolvimento do glúten*

   Gema *– amaciamento do glúten, cor e sabor.*

   Fermento *– crescimento da massa pela formação de gases.*

5. **Observar a diferença entre a massa da bomba e a massa do bolo. O que aconteceu?**

   A bomba utiliza apenas vapor d'água como agente de crescimento. Além disso, os ovos provocam formação de poros com maior dimensão.

6. **Você recomendaria essa preparação para uso em UAN? Por quê?**

   Sim, no caso de UAN que desenvolve cardápio formal. Pode-se utilizá-la em preparações doces e salgadas com patês e salpicão no interior da massa.

7. **Qual é a diferença estrutural entre o bolo da receita padrão e o bolo esponja?**

   O bolo esponja apresenta-se mais aerado devido à presença de claras em neve e ao pouco batimento da massa após a adição da farinha de trigo.

8. **Qual é o efeito da ausência do glúten na estrutura do bolo?**

   As receitas devem conter uma quantidade excessiva de sólidos para deter o crescimento excessivo dos produtos, evitando extravasamento.

9. **Em qual contexto utiliza-se preparação sem glúten? Por quê?**
    Para pessoas com doença celíaca por serem intolerantes ao glúten.

10. **Qual é o agente de crescimento utilizado nessa preparação?**
    O iogurte.

11. **Por que se utiliza polvilho na elaboração do pão de queijo?**
    Porque se desejam elasticidade e sustentação da massa.

Capítulo 9 – Hortaliças e Frutas

1. **Quais são os efeitos do volume da água de cocção sobre cada pigmento presente nas hortaliças?**

    Carotenoides – *o volume de água pouco afeta a coloração das hortaliças, não prejudicando o visual do alimento, no entanto mudanças químicas (isomerização) podem ocorrer, comprometendo a qualidade nutricional.*

    Clorofila – *o volume de água influencia a coloração das hortaliças, produzindo coloração verde-escura.*

    Antocianina – *o volume de água afeta a coloração das hortaliças, pois, como são pigmentos hidrossolúveis, transferem-se ao meio de cocção.*

    Antoxantinas – *o volume de água pouco afeta a coloração das hortaliças.*

    Betalaínas – *o volume de água afeta a coloração das hortaliças, pois, como são pigmentos hidrossolúveis, transferem-se ao meio de cocção.*

2. **Quais são os efeitos causados à cor e ao sabor das hortaliças ao se tampar a panela?**

    Carotenoides – *não são afetados pelo uso da tampa.*

    Clorofila – *é afetada pelo uso da tampa por impedir a volatilização dos ácidos presentes nas hortaliças – coloração verde-oliva.*

    Antocianina – *o sabor e o odor ficam concentrados devido à presença de enxofre na hortaliça.*

    Antoxantina – *o sabor e o odor ficam concentrados devido à presença de enxofre na hortaliça.*

    Betalaína – *o sabor não é afetado e, em calor úmido, parte dos pigmentos é transferida para a água.*

3. **Quais são as vantagens e desvantagens do uso de calor úmido sob pressão em cada um dos pigmentos?**

    O uso da pressão, apesar de acelerar o tempo de cocção, contribui para um excesso de temperatura que prejudica a coloração dos pigmentos, bem como o valor nutricional das hortaliças. Os pigmentos que menos são afetados visualmente são os carotenoides.

Capítulo 20

4. Por que se devem adicionar as hortaliças à água já em ebulição?

Para reduzir a exposição do alimento ao meio de cocção e, assim, não diminuir sua qualidade nutricional.

5. Qual é o impacto nutricional obtido pela cocção nas hortaliças?

A cocção melhora a digestibilidade e a biodisponibilidade de alguns nutrientes das hortaliças, apesar de modificar o material fibroso e haver perdas de micronutrientes por dissolução.

6. Qual o pigmento que não é afetado de forma perceptível pela alteração de pH?

Carotenoides.

7. Qual é o impacto nutricional da utilização de bicarbonato de sódio para a cocção de hortaliças? Você recomendaria sua utilização em UAN? Explique.

Em nenhum estabelecimento é recomendado o uso de bicarbonato de sódio devido a perdas de vitaminas, especialmente as do complexo B.

8. A água de cocção pode ser utilizada para outros fins? Quais?

Sim, mas quando a cocção não foi realizada com a alteração de pH. O uso da água favorece a utilização de nutrientes que porventura migraram para o meio de cocção.

9. Qual é a diferença entre o rendimento para cada método de cocção para a batata?

A fritura provoca as maiores perdas por desidratação das batatas, diminuindo o seu rendimento. Comparando-se o calor úmido com o micro-ondas, o melhor rendimento é o do calor úmido.

10. Qual é a porcentagem de absorção de óleo na batata frita?

Usualmente a absorção é em torno de 10/15%, dependendo da qualidade da batata.

11. Qual é o pigmento encontrado na batata? Existe modificação deste nos diferentes métodos de cocção?

Antoxantina e carotenoides. As modificações de cor são mínimas, pois esses pigmentos são visualmente pouco afetados pelo calor.

12. Comparar a cor das batatas cruas nos três grupos. Alguma diferença foi observada? Por que essas diferenças ocorreram?

Sim. O grupo que não sofreu tratamento apresentou-se mais escuro devido ao escurecimento enzimático. Quando submersas em água, essa reação foi minimizada, não havendo alteração de cor. O branqueamento proporcionou a inativação das enzimas polifenoloxidases, não havendo modificação de cor. O limão, devido à presença de ácidos (diminuição do pH), diminui a ação das enzimas responsáveis pelo escurecimento enzimático.

13. **Caso haja atraso na cocção da batata em UAN, você indicaria a imersão das batatas em água? Por quê?**

    Quando a batata fica submersa em água por tempo elevado, ocorre liberação de parte do amido para a água, além de ele poder absorver água do meio e influenciar negativamente o processo de cocção, desintegrando a batata.

14. **Que composto químico está envolvido no escurecimento enzimático?**

    Polifenol.

15. **Estipular uma receita básica para uma vitamina com as três frutas.**

    Normalmente, dependendo da variedade das frutas, poderíamos montar uma vitamina com 10% de banana, 15% de maçã e 15% de mamão.

16. **Qual é o efeito da adição do açúcar na decantação?**

    O açúcar por ser higroscópico, atrai a água e provoca maior decantação dos outros sólidos presentes.

17. **Caso colocássemos a mesma porcentagem de diversas frutas em bebidas, alcançaríamos os mesmo resultados?**

    Não.

18. **Alguma vitamina produzida apresentou mudança de cor após 15 minutos? Por quê?**

    A de banana e a de maçã, devido ao escurecimento enzimático.

Capítulo 10 – Óleos e Gorduras

1. **Qual é o tipo de emulsão?**

   Não forma emulsão.

2. **Qual é a diferença entre o molho à campanha e o molho vinagrete?**

   O molho à campanha leva tomate, cheiro-verde e cebola, enquanto o molho vinagrete não leva tomate.

3. **Qual é a vantagem do uso do molho à campanha em UAN?**

   Diminuir a quantidade de sal adicionado às preparações.

Capítulo 20

4. **O que acontece quando retiramos o sal e acrescentamos mais vinagre? Existe aplicação para essa nova preparação?**

   O sabor fica mais acidificado, podendo ser utilizado para pacientes hipertensos.

5. **O que aconteceria se aumentássemos a quantidade de vinagre?**

   A maior queda de pH favoreceria uma melhor consistência do produto, além de capacitar o molho a incorporar mais óleo na formação de emulsão; no entanto pode provocar alteração significativa no sabor.

6. **Por que usamos o vinagre?**

   Para ser a fase aquosa da emulsão.

7. **Qual é a diferença de se preparar maionese somente com gemas ou com ovo inteiro?**

   A gema possui o emulsificante natural (lecitina) que auxilia na formação do molho. A clara não apresenta o emulsificante, mas suaviza o sabor e deixa a preparação mais macia.

8. **Qual é o ingrediente menos apropriado para frituras de longo prazo?**

   Manteiga e margarina.

9. **Qual é o ingrediente indicado para corar, dourar e fritar?**

   Gordura hidrogenada ou óleo de milho e soja.

10. **Calcular a porcentagem de óleo absorvida no itens 2.2 e 2.3.**

    Depende da qualidade da batata e do corte.

11. **Comparar os resultados das batatas e seus diferentes tipos de cocção.**

    A crocância só é atingida quando são utilizados a gordura hidrogenada e os óleos de milho, soja e canola. O azeite confere crocância, mas modifica o sabor.

12. **Qual é a diferença entre dourar, corar e fritar?**

    Dourar *– utiliza o alimento previamente cozido e grandes quantidades de óleo.*

    Corar *– Utiliza o alimento cozido e pouca gordura.*

    Fritar *– Utiliza o alimento cru e grandes quantidades de óleo.*

13. **Qual óleo é mais apropriado para a cocção de batatas? Por quê?**

    Gordura hidrogenada. Em produtos que necessitam esperar muito para serem consumidos, o uso da gordura vegetal hidrogenada preserva a aparência e a crocância por mais tempo.

198   Capítulo 20

Capítulo 11 – Adoçantes e Edulcorantes

1. **Por que o ácido é adicionado?**

   Para diminuir o tamanho dos cristais de açúcar.

2. **Qual é a principal diferença entre o *fondant* e a *fudge* de chocolate, já que ambos são produtos cristalizados?**

   O fudge possui outros ingredientes que interferem na cristalização.

3. **Por que, durante a preparação do *fudge*, não podemos mexer a panela constantemente?**

   Para não diminuir a temperatura.

4. **Por que no, *fondant*, não mexemos a panela e, após a adição do limão, é necessário bater a massa enquanto esfria na bancada?**

   Como a solução é supersaturada, ao mexer, ocorre a decantação dos cristais de açúcar. O batimento após a adição do limão é realizado para homogeneizar o suco, aveludando a massa e diminuindo sua temperatura.

5. **Qual é a característica de um produto não cristalizado? Comparar com os produtos cristalizados.**

   Os produtos não cristalizados podem ser elaborados com soluções não saturadas e apresentam outros ingredientes que dificultam a formação de cristais.

6. **Relacionar cada temperatura no quadro abaixo com os respectivos pontos de bala, comparando com os dados fornecidos pela literatura (citar o autor).**

   Valores teóricos segundo Griswold.

Produto	T (°C)	Consistência em Água Fria
Fondant, fudge e marshmallow	112-115	Bala macia
Pé de moleque e pirulito	149-154	Dura quebradiça

7. **Qual é o componente químico que auxilia na formação da geleia?**

   Pectina.

8. **A formação da geleia ocorreria da mesma forma com o uso de maçã vermelha?**

   Não.

9. **Qual é a concentração de açúcar ideal para obtenção de geleia? Qual a consequência do uso excessivo de açúcar?**

   O ideal é 50% de açúcar. O sabor é comprometido e a consistência não se assemelha à da geleia comercial.

Capítulo 20

10. **Qual é a diferença entre a constituição da geleia e do doce?**

O doce apresenta-se mais consistente devido à utilização do resíduo mais fribroso.

11. **Avaliar o grau de doçura entre os adoçantes e edulcorantes utilizados em ordem decrescente.**

Açúcar mascavo, sacarose, frutose, açúcar magro, estévia, maltodextrina, sacarina e ciclamato de sódio. Vale lembrar que a intensidade de sabor é percebida de forma diferenciada entre os degustadores.

12. **Recomendar a porcentagem ideal para cada tipo de adoçante e edulcorante estudado.**

Em água: sacarose – 8%, açúcar mascavo – 10%, açúcar magro: 2%, maltodextrina: 1% e demais edulcorantes – abaixo de 1%.

13. **Por que não podemos utilizar ciclamato e sacarina em dietas hipossódicas?**

Devido à presença do sódio.

Capítulo 12 – Bebidas e Infusões

1. **Qual é o tipo de café que obteve o melhor aroma? Ele também teve o melhor sabor? Por quê?**

Café em pó não solúvel preparado com 15 g.

2. **Por que não podemos colocar o pó para ferver junto com a água?**

Para preservar as substâncias aromáticas.

3. **Comparar a diferença de sabor entre o café instantâneo e o café padrão.**

Depende do degustador.

4. **Qual é a concentração ideal de hortelã para o preparo de chás?**

Concentração de 5%.

5. **Por que se deve abafar a preparação após a introdução da hortelã?**

Para preservar as substâncias aromáticas.

6. **Qual tipo de chá (fresco ou desidratado) fornece a maior liberação de odor? Por quê?**

Desidratado, porque houve concentração do aroma no processamento industrial.

7. **Por que os chás frescos e desidratados apresentam coloração diferenciada? Explique.**
O chá desidratado apresenta coloração escura devido à oxidação ocorrida no processamento.

8. **Qual é o chá mais adstringente? Por quê?**
Chá-verde, porque não sofreu oxidação e preservou a concentração de taninos.

9. **A cor do chá está relacionada ao grau de adstringência?**
Sim.

10. **Qual chá é o mais caro? E qual o mais barato?**
O chá oolong é o mais caro, e o preto, o mais barato.

11. **Por que não há necessidade de abafar esses tipos de chá?**
Por que a concentração de substâncias aromática é maior que a dos outros chás.

12. **O que aconteceria se adicionássemos 5 mL de limão ao chá?**
Haveria modificação de coloração, clareando o chá devido à queda de pH.

13. **Qual é a diferença entre adicionar os aromatizantes após a cocção e antes da cocção? Qual é o melhor?**
Como o leite capta muito bem os odores, a adição de aromatizantes antes da cocção favorece a incorporação do aroma e a bebida fica mais agradável.

14. **Qual é o aromatizante que desenvolve sabor mais intenso? E qual o menos intenso?**
A baunilha desenvolve maior sabor e a canela em pau, o menor.

15. **Qual é o aromatizante que desenvolve odor mais intenso? E qual o menos intenso?**
O cravo desenvolve maior odor e a baunilha, o menor.

16. **Existe diferença no desenvolvimento de *flavor* da canela em pó e da canela em pau?**
Sim.

17. **Qual é o sabor predominante na preparação?**
Café.

18. **Houve desenvolvimento de aroma?**
Sim.

19. **A adição de hortaliças aos sucos de fruta modificou o sabor das preparações? Qual sabor prevaleceu?**
Para o suco de cenoura com laranja, houve modificação do sabor, mas prevaleceu o sabor de laranja. Para beterraba com limão, houve altera-

Capítulo 20

ção do sabor, não havendo prevalência de algum dos ingredientes. Para o suco de laranja com couve, houve modificação do sabor, mas prevaleceu o sabor de laranja.

20. Qual é o efeito do limão na preparação?

Intensificação do pigmento presente na beterraba pela diminuição de pH.

21. O que aconteceria com o teor de nutrientes dos sucos se fossem coados?

Perderia o teor de fibras.

22. Quais são os efeitos do processamento de sucos no desenvolvimento de sabor e odor?

O processamento mais intenso, como no caso de sucos concentrados, favorece a perda de parte do sabor e odor característicos das frutas.

Capítulo 13 – Condimentos

1. Entre os dois métodos utilizados, qual desenvolveu melhores sabor e aroma?

Antes da cocção.

2. Por que o arroz foi utilizado?

Porque o arroz é constituído basicamente de amido, não influenciando o sabor e o aroma dos condimentos.

3. O condimento pode substituir o sal completamente ou parcialmente? Para quais preparações?

Tanto completa como parcialmente, dependendo das patologias associadas. A nova formação de sabor deve ser adaptada gradativamente ao paladar do paciente/cliente.

4. Qual é o pigmento responsável pelo desenvolvimento da coloração do açafrão e da páprica? Qual dos métodos utilizados realçou mais a cor desses pigmentos?

Carotenoides, quando adicionados antes da cocção.

5. Qual dos métodos apresentou maior aceitabilidade?

Antes da cocção, devido à melhor homogeneização do sabor ao alimento.

6. Qual é a diferença entre usar condimentos frescos e condimentos secos no desenvolvimento de sabor?

Os condimentos secos fornecem um sabor mais intenso devido à concentração.

7. **Qual é a diferença entre usar condimentos frescos e condimentos secos no desenvolvimento de odor?**

   Os condimentos frescos imprimem melhor odor se levados à cocção diretamente.

8. **Por que abafamos as preparações que utilizaram condimento fresco?**

   Para a concentração de substâncias aromáticas.

9. **O condimento pode substituir o sal completamente ou parcialmente? Para quais preparações?**

   Tanto completa como parcialmente, dependendo das patologias associadas. A nova formação de sabor deve ser adaptada gradativamente ao paladar do paciente/cliente.

10. **Qual o tipo de processamento de alho que mais desenvolveu sabor? Por quê?**

    Purê, porque a matriz já foi previamente modificada, liberando melhor sabor para o alimento que está sendo cozido.

11. **Qual o tipo de processamento de alho que mais desenvolveu odor? Por quê?**

    Alho torrado, porque ocorre maior liberação da aliina.

12. **Por que a forma de pré-preparo altera o sabor?**

    Porque a matriz entrará em contato com os outros alimentos de forma diferenciada.

13. **O alho pode substituir o sal completamente ou parcialmente? Para quais preparações?**

    Sim, dependendo das preparações que podem conter um condimento com sabor e odor pronunciados.

14. **Qual é o maior potencial picante observado entre os condimentos utilizados?**

    Com o uso de pimenta-do-reino em pó, a preparação fica mais picante quando em comparação com outros condimentos.

15. **Qual é a atuação desses condimentos na mucosa gastrointestinal?**

    Nem todas as pimentas possuem efeito irritante gástrico, mas exemplos clássicos são a pimenta-do-reino e a páprica em alguns casos.

16. **Como podemos diminuir o potencial picante dos condimentos?**

    Colocando-os inteiros, sem cortá-los, ou retirando as sementes internas.

17. **O condimento pode substituir o sal completamente ou parcialmente? Para quais preparações?**

    Não, pois depende do indivíduo e das quantidades utilizadas, que não podem ser excessivas devido ao potencial picante.

Capítulo 20

18. **Qual é o maior potencial de salinidade observado entre os condimentos utilizados?**

Caldo de carne.

19. **Em que parte da língua atua o glutamato monossódico para a percepção de sabor?**

Na porção central da língua.

20. **Em dietoterapia, qual as consequências de substituir o sal por caldo de carne?**

Depende da concentração. O caldo de carne pode aumentar significativamente o teor de sódio e purinas da preparação.

21. **Os condimentos, exceto o sal de cozinha padrão, podem substituir o sal completamente ou parcialmente? Para quais preparações?**

Totalmente, para um grande número de preparações.

22. **Qual a vantagem da utilização do sal de ervas?**

Redução do teor de sódio e aumento de substâncias bioativas.

Capítulo 14 – Molhos e Sopas

1. **Após o preparo do molho, houve separação de gordura?**

Não, pois houve formação de emulsão.

2. **Durante a preparação do molho, houve formação de coalho? Explique por que e como solucionar o problema.**

Só ocorre formação de coalho quando o leite é adicionado rapidamente e frio.

3. **Calcular a porcentagem da farinha de trigo no molho. Essa concentração é ideal para molhos?**

4%.

4. **Após o preparo do molho, houve separação de gordura?**

Não.

5. **Qual é a função do vinagre na elaboração desses molhos?**

Ser a fase aquosa para a formação de emulsão, além de o baixo pH auxiliar na coagulação de proteínas.

6. **Qual é a função da gema na elaboração desses molhos?**

Agente emulsificante.

7. **Em que preparações é possível utilizar esses molhos?**

Preparações que são geralmente servidas frias, como saladas.

8. **Após o preparo do molho, houve separação de gordura?**

Sim, para o molho bourguignone.

9. **Quais são os problemas, em dietoterapia, de se utilizarem molhos com bases extrativas?**

Alta concentração de purinas.

10. **Qual é a função dos condimentos na elaboração desses molhos? O mesmo efeito seria obtido sem a utilização dos condimentos?**

Imprimir melhor sabor e odor. Sem os condimentos não seria possível conseguir as mesmas características.

11. **Em que preparações é possível utilizar esses molhos?**

Geralmente são servidos quentes, acompanhando carnes.

12. **Qual dos molhos apresenta menor concentração de gordura?**

Ao sugo.

13. **Qual é a função do buquê *garni* na elaboração do molho ao sugo? Por que devemos tampar a panela?**

Funciona como um aromatizante e realçador de sabor com o uso de múltiplas ervas, conferindo sabor característico e suave ao molho. Para concentrar as substâncias aromáticas.

14. **Qual a diferença entre caldos e fundos?**

Caldo é uma preparação líquida proveniente do cozimento lento de ossos, vegetais e temperos, muito utilizado no realce de sabor. É a base para diversos pratos e sopas. Fundo é também uma preparação líquida feita com ossos, vegetais e temperos, porém com extração de sabor e redução de líquido para ressaltar ainda mais os sabores e aromas. É utilizado como base para molhos.

15. **Qual é a porcentagem de farinha usada nas sopas? Esses valores estão em concordância com os valores fornecidos pela literatura?**

Para sopa de cebola, 4%, e para sopa de ervilha, 2,6%. À sopa de abóbora não foi adicionada farinha de trigo devido ao alto teor de amido na abóbora. Sim, para a de ervilha; para a sopa de cebola deve-se considerar que a cebola libera grande quantidade de líquidos que alterarão o percentual.

16. **Por que há necessidade de torrar a farinha na sopa de cebola? O que acontece nesse processo? Quais são as suas vantagens e desvantagens?**

Para ocorrer a dextrinização e a sopa não ficar tão concentrada. Além disso, confere sabor diferenciado.

17. **Por que, na sopa de ervilha, não é indicado o uso de ervilhas em conserva?**

Porque a cor já está comprometida.

18. **Por que a sopa de abóbora não leva farinha de trigo? Por que, na sopa de ervilha, a quantidade de farinha é reduzida em relação à da sopa de cebola?**

Devido à alta concentração de amido existente na abóbora e na ervilha.

Capítulo 15 – Variação de Consistência

1. **Qual é a principal diferença entre as dietas normais e brandas?**

A ausência de saladas cruas e a diminuição do conteúdo de gordura da dieta branda.

2. **Por que as quantidades de arroz, feijão e batata são diminuídas nas dietas pastosas, semilíquida e líquida?**

Para a dieta pastosa, as quantidades são reduzidas para arroz e feijão devido ao maior rendimento dos mesmos e aumento de volume. Para as dietas semilíquida e líquida, a diminuição de todos os componentes citados se deve à necessidade de reduzir a consistência final do produto (excessiva gelatinização do amido devido ao rompimento da matriz).

3. **Qual é o efeito da cocção na maçã?**

Abrandamento das fibras.

4. **Qual é a variação no valor energético total (VET) entre as diferentes dietas?**

O VET se reduz conforme as modificações da dieta normal para a líquida restrita; cabe ao aluno calcular e comparar os valores.

5. **Quais são as principais consequências dessa variação?**

O paciente hospitalizado receberá menor aporte calórico e não poderá permanecer nessas dietas por muito tempo sem o acréscimo de complementações.

6. **Em hospitais, utilizam-se somente essas variações de consistência? Quais são as possíveis modificações?**

Em termos de variação de consistência, essas são as formas mais encontradas, no entanto outras modificações podem ocorrer, como redução do conteúdo de sódio, restrições específicas de açúcar, lipídios, potássio etc.

Capítulo 16 – Micro-ondas

1. **Qual é a diferença na textura encontrada entre os dois tipos de preparação?**

   O robalo ao molho apresenta-se mais macio e com melhor aparência devido à menor desidratação.

2. **O que acontece quando adicionamos o sal antes da cocção ao pescado?**

   O sal promove a desidratação, podendo escurecer a preparação.

3. **Qual é a diferença no rendimento entre os três procedimentos? Por quê?**

   O peixe ao molho apresenta maior rendimento.

4. **Qual é a função do molho na preparação de robalo?**

   Hidratar a preparação e conferir sabor.

5. **Qual é a diferença na textura encontrada entre os dois tipos de preparação?**

   O bife ao molho apresenta-se mais macio e com melhor aparência devido à menor desidratação.

6. **Comparar o efeito do uso do micro-ondas em pescados e carne vermelha (associar à estrutura de cada tipo de carne).**

   Devido ao maior conteúdo de tecido conjuntivo presente na carne vermelha, esta apresenta-se mais rígida que a de pescado.

7. **Qual é a influência do sal na preparação de carnes vermelhas?**

   A influência é pouco perceptível, pois a carne já apresenta coloração mais intensa.

8. **A ausência de tostadura afeta o desenvolvimento de sabor em carnes vermelhas?**

   Sim.

9. **Qual é a função do molho na preparação do bife?**

   Hidratar a preparação e conferir sabor.

10. **Qual método de cocção você recomendaria, o convencional ou o micro-ondas? Por quê?**

    O convencional, porque o micro-ondas não permite o desenvolvimento adequado de flavor e cor nas carnes vermelhas.

11. **Qual é a diferença encontrada no rendimento do arroz feito no micro-ondas quando em comparação com os métodos convencionais? E o macarrão?**

    Melhor rendimento tanto para o arroz quanto para o macarrão com o uso do micro-ondas.

12. Qual é o efeito do micro-ondas na cocção de *bacon*?

O bacon apresenta boa cocção devido ao alto teor de gordura.

13. Com relação ao *bacon*, o que aconteceria se o tempo de cocção fosse dobrado? Explique.

Ele ressecaria e ficaria duro.

14. Comparar a consistência do molho usado no espaguete com a consistência de molhos submetidos a métodos de cocção convencionais.

Os molhos ficam mais consistentes pela desidratação proporcionada pelo micro-ondas.

15. Qual é o efeito do sal na cor do brócolis? Por quê?

O sal leva a desidratação e modificação da clorofila no brócolis.

16. Qual é a diferença da cor do brócolis com o uso de micro-ondas quando em comparação com os métodos de cocção convencionais?

Se utilizado o tempo correto, a coloração, no micro-ondas, é preservada e o produto fica mais atraente.

17. Comparar o rendimento da batata após a cocção no micro-ondas com os métodos de cocção convencionais.

O rendimento é maior no micro-ondas e o tempo é reduzido.

18. Por que não há desenvolvimento de crocância na preparação apesar do uso de farinha de trigo?

Além da quantidade de farinha não ser suficiente, o processo não favorece a desidratação do glúten formado para a aquisição de crocância.

19. A ausência de escurecimento foi observada apenas no bolo branco. Explique o motivo.

O tempo não é suficiente, no micro-ondas, para o desenvolvimento de cor no bolo branco. No bolo escuro, o chocolate forneceu a cor necessária.

20. Por que se utiliza bicarbonato de sódio no bolo de chocolate, e não o fermento químico?

Para evitar estiramento excessivo da massa.

21. Qual é a diferença entre utilizar o bicarbonato de sódio como agente de crescimento e o fermento químico? Qual é o efeito provocado pelo uso de fermento químico em preparações no micro-ondas? O que aconteceria se, no bolo branco, o fermento fosse substituído por bicarbonato?

O fermento químico já inclui, na sua composição, o bicarbonato de sódio associado ao meio ácido que acelera a reação. Estiramento excessivo da massa. O bolo branco com bicarbonato não cresceria o suficiente, pois a quantidade de líquido, quando em comparação com o bolo de chocolate, é menor, reduzindo o crescimento com o auxílio do vapor d'água.

22. Como a formação do glúten interfere no extravasamento da massa que contém fermento?

O glúten dificulta o estiramento excessivo da massa devido ao excesso de fermento.

23. Você indicaria o uso de micro-ondas para a cocção de bolos? Explique.

Sim, desde que não sejam brancos ou que utilizem caldas quando necessário.

24. Compare a diferença de sabor entre os bolos.

O chocolate fornece sabor à preparação, reduzindo a percepção do sabor de farinha de trigo, intenso no bolo branco.

Capítulo 17 – Alimentação Pré-escolar e Escolar

1. Por que é necessário fazer a cocção do repolho com a panela aberta?

Para a liberação do odor forte presente nessas hortaliças devido à presença de ácidos voláteis.

2. Por que o repolho foi escolhido para a elaboração de uma guarnição?

Devido à coloração não comprometer muito a aparência de preparações com baixa aceitabilidade por esse público-alvo. O repolho é uma hortaliça com baixa aceitabilidade entre as crianças. Ao se inserir a hortaliça com essa coloração numa guarnição, ela fica menos aparente.

3. Que tipo(s) de peixe é(são) indicado(s) para preparações para crianças? O que pode ser feito para melhorar a aceitabilidade desse ingrediente?

Os peixes que apresentam sabor e cheiro mais suaves e com menos espinhas são os mais indicados, como badejo, linguado e tilápia. Posteriormente, outros podem ser oferecidos para diversificar os sabores (salmão, atum, surubim), mas é preciso ter cuidado e verificar bem se há pequenas espinhas antes de oferecer.
*Para melhorar a aceitabilidade do peixe, utilizá-lo em preparações com vários ingredientes que as crianças gostam ou em lanches (*muffins *salgados,* nuggets, *lasanhas, torta de liquidificador etc).*

4. Calcular as quantidades de gordura e de sódio da porção.

Porção – 6 unidades – 90 g à 5,85 g de gordura total (6,5% de gordura na preparação) e 224,75 mg de sódio.

5. Comparar a lista de ingredientes e o valor de gordura e sódio dos *nuggets* industrializados e dos *nuggets* caseiros.

Stick de tilápia empanado marca X 90 g (2 e ½ unidades): 8,35 g de gordura total e 342,6 mg de sódio, ou seja, 42,9% a mais de gordura e 54% a mais de sódio em relação ao nuggets *caseiro.*

Capítulo 20

Lista de ingredientes do stick *de tilápia marca X: carne mecanicamente separada de peixe (tilápia) (51%), água (19%), farinha de trigo enriquecida com ferro e ácido fólico, gordura vegetal, proteína de soja (1%), fécula de mandioca (3%), farinha de milho enriquecida com ferro e ácido fólico, sal, extrato de soja (1%), especiarias (cebola, alho e pimenta-branca), açúcar, xarope de glucose, caseinato, extrato de levedura, estabilizante polifosfato de sódio, espessante carragena, espessante goma xantana, espessante goma guar, aromatizante sintético idêntico ao natural (peixe), antioxidante isoascorbato de sódio, realçador de sabor glutamato monossódico, aromatizantes (alho, pimenta-preta, cebola, limão, noz-moscada e gengibre), corante natural urucum.*

6. **Qual a função da maçã na preparação? Que outro(s) ingrediente(s) poderia(m) cumprir a mesma função?**

   Contribuir para adoçar a preparação. No caso de crianças, não é recomendado o uso de edulcorantes; as frutas secas ou outras frutas mais doces (manga, melão, banana) são alternativas para receitas com redução ou isenção de açúcares.

7. **Quais as diferenças entre cacau em pó, chocolate em pó e achocolatado em pó em termos de teor de açúcar × cacau? Avaliar, nos rótulos, a lista de ingredientes.**

   Cacau em pó = 100% cacau (ingredientes marca y = Cacau em pó solúvel, sem adição de açúcar).

   Chocolate em pó = 50% cacau e 50% açúcar (ingredientes marca y = Cacau em pó solúvel, açúcar e aromatizante).

   Achocolatado em pó = 75% açúcar e 20-25% cacau (ingredientes marca y = Açúcar, cacau em pó, maltodextrina, minerais [cálcio {carbonato de cálcio} e ferro {pirofosfato férrico}], soro de leite em pó, vitaminas [vitamina C {ácido ascórbico}, niacina {nicotinamida}, vitamina B2 {riboflavina}, vitamina A {acetato de retinila}, vitamina B6 {cloridrato de piridoxina}, vitamina D {colecalciferol} e vitamina B12 {cianocobalamina}], emulsificante lecitina de soja e aromatizante.

8. **Calcular as quantidades de gordura e de fibras por porção.**

   Porção: 53 g a 3,5 g de gordura (6,6% de gordura na preparação) e 2,5 g de fibra alimentar.

   Rendimento da receita: 631 g.

9. **Qual a vantagem da utilização da biomassa de banana-verde?**

   A biomassa de banana-verde é rica em vitaminas, minerais, fibras e amido resistente. Além disso, com a redução do teor de açúcar no bolo, ela contribui para a retenção de umidade na massa, porém não pode ser usada em grande quantidade para não comprometer o crescimento do bolo.

10. Comparar a quantidade de açúcar e gordura utilizada nessa receita com a quantidade de uma receita de bolo de chocolate comum e comentar as diferenças.

Bolo de chocolate sem redução = 240 g de açúcar de adição + 60 g de açúcar do chocolate em pó e 180 g de óleo vegetal (31% de açúcar e 15% de gordura na preparação).

Para o bolo com redução desses componentes, considerando redução no rendimento, foram estimados 19% de açúcar e 5,4% de gordura.

11. Na elaboração do arroz, qual é o objetivo, além da coloração, de se adicionar um vegetal à cocção?

Enriquecer com vitaminas hidrossolúveis.

12. Por que assar a batata-doce em vez de cozinhá-la em água?

Porque, com a cocção em calor seco, a batata-doce perde água, assim a massa precisará de menos farinha e ficará mais leve.

13. Quais são as diferenças entre o molho caseiro e o molho de tomate tradicional industrializado? Observar a lista de ingredientes nos rótulos. Calcular a quantidade de gordura e sódio por porção.

Molho de tomate tradicional marca Z: porção 30 g – 185 mg de sódio e 0,5 g de gordura total (ingredientes: tomate, cebola, sal, açúcar, amido de milho, óleo vegetal, salsa, aipo, pimenta-do-reino, glutamato monossódico, aromatizante de alho e aromatizante de cebola).

Molho de tomate caseiro (porção: 30 g) – 26,6 mg de sódio e 0,47 g de gordura.

A quantidade de gordura por porção é similar, mas a quantidade de sódio por porção do molho industrializado é quase 7 vezes maior que a do molho caseiro.

14. Há diferença, com relação aos benefícios à saúde, em consumir a preparação com o arroz feito com antecedência (armazenado em geladeira) ou fazê-lo na mesma hora que irá preparar a receita?

Sim, os grãos submetidos ao calor úmido e, posteriormente, resfriados sofrem retrogradação do amido, o que pode levar ao aumento da resistência às enzimas digestivas e reduzir o índice glicêmico, ao passo que os grãos submetidos somente ao calor úmido sofrem gelatinização e são rompidos, aumentando a sua suscetibilidade à degradação enzimática e o índice glicêmico.

15. Qual é a diferença de usar forno tipo *air fryer* ou forno convencional para a preparação dos bolinhos? Pode haver diferença na aceitabilidade?

Os bolinhos de arroz com hortaliças na air fryer, *que é um forno de convecção, ficam mais crocantes e dourados por fora e levam menos tempo para assar do que os feitos no forno convencional. O calor é mais intenso na* air fryer, *já que o espaço é menor que no forno convencional e o ar quente circula mais.*

Capítulo 20   211

Pode haver diferença de aceitabilidade, pois a crocância é maior na air fryer *assemelhando-se mais a uma fritura do que o forno convencional.*

16. Calcular as quantidades de gordura e de sódio da porção.

Porção: 52 g (4 unidades): 2,84 g de gordura (5,5% de gordura) e 147,7 mg de sódio.

17. Qual o nome do processo feito com a couve, nessa receita, antes de bater o suco? Qual é a função desse processo?

Branqueamento. O branqueamento garante a manutenção da cor verde característica da couve, pois inativa enzimas responsáveis pelo escurecimento de vegetais.

18. Que outro(s) tipo(s) de hortaliça(s) ou pigmentos naturais podem ser utilizados para dar cor à tapioca?

Beterraba, açafrão, colorau, espinafre, laranja com cenoura etc.

19. O que pode ser feito com o bagaço da couve? Que opções de recheios podem ser sugeridas para lanche e que poderiam ter boa aceitação pelas crianças?

O bagaço pode ser adicionado ao recheio para evitar perda das fibras da couve usada para dar cor à tapioca. Recheios como ricota com cenoura temperada; frango desfiado com purê de abóbora; queijo, tomate, manjericão e azeite; ovos com tomate, além de outros que podem ser boas opções de recheio.

20. Outra(s) parte(s) do frango poderia(m) ser utilizada(s) para essa preparação? Influenciaria os aspectos nutricionais ou a aceitabilidade das crianças?

Poderiam ser utilizados os filés de coxa ou sobrecoxa (sem a pele) para preparar o hambúrguer. São partes mais macias por terem maior teor de gordura, o que contribui para maior aceitabilidade.

21. Calcular as quantidades de gordura, de fibras e de sódio da porção.

Porção 42 g (2 unidades): 2,85 g de gordura (6,79%), 0,95 g de fibra e 68,7 mg de sódio. Se o hambúrguer fosse feito com filé de sobrecoxa, a porção teria 5,63 g de gordura total (13,4%).

22. Calcular a porcentagem de sal da preparação. Essa quantidade, considerando-se os demais ingredientes, é suficiente para boa aceitabilidade?

É de 0,8% de sal em relação à quantidade de frango da preparação. A preparação tem outros ingredientes, como alho 6 g, cebola 130 g, orégano (0,2 g), cheiro-verde (20 g), manjericão seco (0,4 g) e alecrim seco (0,4 g) que intensificam e realçam o sabor do frango e melhoram a aceitabilidade, mesmo com menor quantidade de sal.

23. Qual é o papel da abobrinha italiana e da aveia na preparação? Poderiam ser substituídas por outro(s) ingrediente(s)?

Enriquecer com fibra e outros micronutrientes uma preparação tipicamente de proteína animal, incentivar o consumo de hortaliças e cereais integrais e reduzir a quantidade de gordura por porção. Poderiam ser utilizados também cenoura, beterraba, chuchu, abóbora, rabanete, pepino, farelo de trigo, quinoa e sementes como chia e linhaça.

24. O que é o guacamole (acompanhamento, guarnição, entrada, prato principal)?

Guacamole é um tipo de entrada ou salada. Normalmente, ajuda a equilibrar a refeição nutricionalmente com micronutrientes e fibras. Pode ser utilizado como molho também, para incrementar sanduíches, saladas cruas e wraps, *por exemplo.*

25. Quais outros tipos de preparação contendo abacate podem ser sugeridos e ter boa aceitabilidade para crianças?

Mousse *de abacate com cacau, "maionese" de abacate,* smoothie *de abacate com banana, picolé ou sorvete de abacate.*

26. Comparar a quantidade de sódio e gordura por porção e a lista de ingredientes da tortilha *chips* caseira e da tortilha *chips* industrializada mais usualmente encontrada.

Tortilha chips *caseira (6 unidades – 18,5 g): 1,56 g de gordura (8,4%) e 79,6 mg de sódio.*
Nacho tradicional marca W (18,5 g): 4,81 g de gordura (26%) e 111 mg de sódio, ou seja, 25% a mais de sódio em relação à tortilha caseira.

Avaliação e Comentários Gerais do Capítulo

27. Qual é a importância da aparência das preparações na alimentação de pré-escolares e escolares?

Estimular o conhecimento do sabor de preparações que geralmente são rejeitadas nessa faixa etária.

28. As porções definidas podem ser as mesmas para pré-escolares e escolares? Explique.

Não, uma vez que as recomendações e requerimentos de nutrientes variam conforme a faixa etária.

Capítulo 18 – Alimentação Vegetariana

1. De que forma o *tofu* poderia ser inserido em um cardápio?

Em pratos principais, normalmente em cubinhos grelhados ou fritos (ex.: estrogonofe, yakisoba, feijoada etc.); cortado em fatias, marinado e grelha-

Capítulo 20   213

do/assado; como substituto de ricota em receitas (tortas salgadas, quiches, patês etc.); em saladas e sopas (ex.: misoshiru*); em preparações típicas de café da manhã (ex.: cuscuz com* tofu *mexido, tapioca com* tofu*, tomate, azeite e orégano, pão com patê de ervas à base de* tofu*).*

2. Qual é a função do limão?

O limão, por ser ácido, faz que as proteínas do leite de soja se coagulem. O vinagre também pode ser usado na coagulação, assim como o cloreto de magnésio.

3. O *tofu* pode ser considerado um bom substituto de queijos, do ponto de vista nutricional?

Sim. Possui um bom teor de proteínas (6,6 g em 100 g). Também fornece cálcio, porém em menor quantidade que os laticínios: 81 mg de cálcio em 100 g (Ref.: TACO). Por ser um alimento com alta umidade (86,6%), a porção necessária para atingir um aporte proteico próximo ao dos queijos é maior (100 g de tofu *= aprox. 30 g de queijo).*

4. Comparar a consistência obtida desse brigadeiro com o elaborado com leite condensado.

A mesma consistência.

5. Quais reações químicas envolvendo os principais ingredientes do brigadeiro colaboram para a textura final da preparação?

Caramelização do açúcar e coagulação proteica.

6. Qual é o papel da gordura nessa preparação e quais ingredientes colaboram como fontes desse componente?

Chocolate, óleo de coco, bebida vegetal de coco. Colaboram com lubricidade, brilho, aftertaste *e retardam a caramelização do açúcar para que o brigadeiro não fique rígido em ponto de bala.*

7. O extrato de coco em pó poderia ser substituído por outra bebida vegetal sem prejuízos sensoriais?

Sim. Qualquer bebida vegetal com similar percentual proteico e lipídico pode ser utilizada no lugar da bebida de coco.

8. Na necessidade de troca da bebida vegetal em pó por uma bebida vegetal líquida, quais as consequências no que se refere ao modo de preparo?

O tempo de cocção aumenta, visto que o volume de líquidos deve ser evaporado para a concentração de sólidos.

9. A moqueca de banana-da-terra pode ser implementada em um cardápio da mesma forma que uma moqueca tradicional com peixe?

Não, pois o seu quantitativo proteico é insuficiente para ser considerada um prato principal, devendo ser ofertada como guarnição.

10. **Quais são as vantagens de se ofertar uma preparação como essa em um cardápio?**

Valorizar a cultura regional, favorecer a inclusão alimentar de vegetarianos e fortalecer a comensalidade entre indivíduos no momento da refeição.

11. **Calcular o índice de absorção da proteína texturizada de soja. Baseando-se nesse dado, você indicaria o uso de PTS em UAN?**

O IA pode variar, podendo chegar até 4. Em UAN, esse rendimento é extremamente favorável, pois reduz os custos.

12. **Comparar o sabor do bolo de batata preparado com PTS e com carne de vaca.**

O sabor é pouco afetado pela presença de condimentos associados à PTS.

13. **Qual é o processamento feito para a obtenção de PTS? Explique detalhadamente.**

O grão da soja é concentrado e desengordurado para posterior hidratação. Logo após ocorrem extrusão e floculação da PTS.

14. **Qual é a porção ideal estimada quando usamos essa preparação como guarnição? A quantidade de carne ou PTS é modificada?**

A porção ideal estimada é 100 g. Sim, pois, como guarnição, não podemos ter uma preparação com característica tão proteica.

15. **Os cogumelos podem ser considerados boas fontes de proteína?**

Não. O shitake fresco tem 2,2 g de proteína em 100 g. A versão seca possui 9,6 g/100 g, mas precisa ser reidratada para o consumo.

16. **Qual é a função da semente de girassol na preparação?**

Fornecer mais proteína (20,8 g/100 g) e gordura (51,5 g/100 g) para que a preparação atinja uma proporção de macronutrientes mais próxima a de um hambúrguer convencional.

17. **Quais outros ingredientes podem ser usados para o preparo de hambúrgueres veganos?**

Leguminosas, tofu, quinoa, hortaliças, outros tipos de cogumelos. Para que a preparação seja mais proteica, o ideal é fazê-la à base de leguminosas. A inclusão de farinha de aveia e sementes também pode ajudar a aumentar o teor proteico.

18. **Qual é a principal característica da estrutura do glúten?**

Elasticidade.

Capítulo 20

19. **Qual é o tipo de farinha de trigo usada? O que aconteceria se fosse utilizado outro tipo de farinha?**

Farinha de trigo mole. Se utilizássemos farinha de trigo dura, haveria maior formação de glúten.

20. **O glúten substitui integralmente a carne animal tanto na quantidade de macro e micronutrientes quanto na qualidade proteica?**

Não. A qualidade proteica e de micronutrientes é muito inferior à da carne.

21. **O sabor que o glúten confere as preparações se assemelha ao da carne animal?**

Não.

22. **Qual é a função da aquafaba nessa preparação?**

Formação de espuma, aeração, textura e estrutura.

23. **Essa preparação pode ser aplicada em a alimentação vegana?**

Só pode ser aplicada a uma alimentação vegana se o chocolate utilizado for vegano.

24. **No que consiste a aquafaba? Por que ela é capaz de formar espuma?**

A aquafaba é a água de cocção de leguminosas como a ervilha e o grão-de-bico. Ela consegue formar espuma devido ao quantitativo proteico extravasado a partir das leguminosas durante o processo de cocção.

25. **Qual é o processo físico-químico envolvido na formação da espuma de aquafaba?**

De forma similar à clara de ovo, o processo de agitação contínuo desnatura as proteínas presentes na aquafaba, ao passo que são aprisionadas bolhas de ar que colaboram para a estabilidade e a forma da espuma.

26. **Qual é o papel do inhame na preparação?**

Durante a cocção, o amido do inhame passa por processo de gelatinização, estrutura que, quando resfriada, forma géis estáveis que colaboram para a textura final da mousse. Além disso, durante o resfriamento, ocorre de forma concomitante a geleificação desse amido, outro fenômeno que colabora para a textura da preparação.

27. **Quais são os ingredientes que colaboram para o quantitativo proteico dessa preparação?**

Lentilha e triguilho.

28. **Quais são os benefícios nutricionais da combinação do triguilho com a lentilha?**

Ao combinar um cereal e uma leguminosa, um melhor aporte de aminoácidos essenciais é ofertado ao consumidor, aumentando, assim, a biodisponibilidade proteica da preparação.

29. No contexto de uma UAN, quais as possíveis vantagens de se ofertar uma preparação como essa?

Rendimento elevado, baixo custo, oferta de várias hortaliças, abrange públicos vegetarianos.

30. Essa preparação pode ser feita em outros métodos de cocção? Quais são as vantagens e desvantagens?

Sim.

Frita por imersão: melhor palatabilidade, menor valor nutricional e maior valor calórico.

Air Fryer: melhor palatabilidade, dispensa a utilização de óleos de cocção e maior custo para a produção.

31. Qual é o ingrediente que dá a textura elástica e remete ao queijo derretido?

Polvilho doce.

32. Qual é a função do polvilho azedo?

Formar a casquinha crocante, dar um sabor mais parecido com o do queijo (menos adocicado, mais salgado).

33. Por que precisamos colocar os dois polvilhos?

O polvilho doce dá mais elasticidade, que seria característica do queijo; porém, se utilizarmos apenas o polvilho doce, ele fica muito maçudo e não forma casquinha. Já o polvilho azedo deixa o pão de queijo mais leve e crocante. Se for feito apenas com o azedo, fica duro, com textura de peta.

34. Essa receita pode ser aplicada a outros indivíduos além de vegetarianos?

Sim. A receita também é uma boa opção para indivíduos com doença celíaca ou sensibilidade ao glúten, intolerância à lactose, alergia à proteína do leite de vaca e diversas outras alergias alimentares, pois não possui os ingredientes da lista de alérgenos da Anvisa.

Índice Remissivo

A

Adoçantes e edulcorantes, 79
  efeito da concentração de açúcar na fabricação de doces, 82
  grau de doçura entre, 83
  produtos cristalizados, 80
  produtos não cristalizados, 81
  utilização de edulcorantes em bolos, 84
Agentes de crescimento, 57
  bolo esponja (pão de ló), 61
  bolo sem glúten, 61
  bolos, 59
  bombas e/ou carolinas, 60
  efeito do fermento biológico no pão, 58
  obtenção do glúten da farinha de trigo, 58
  pão de queijo com iogurte, 62
  variação da quantidade dos ingredientes, 59
Alimentação pré-escolar e escolar, 123
  arroz cor de rosa, 126
  bolinho de arroz com hortaliças, 128
  bolos, 125
  guacamole com tortilha *chips*, 130
  mini-hambúrguer de frango, 129
  nhoque de batata-doce com espinafre, 127
  nuggets de peixe assados, 124
  suflê de repolho, 124
  tapioca verde, 129
Alimentação vegetariana, 123
  "brigadeiro" vegano, 134
  bife acebolado de glúten, 137
  "glúten", 137
  hambúrguer de *shitake*, 136
  moqueca de banana-da-terra, 135

"*mousse*" de aquafaba, 138
pão de mandioquinha (similar ao pão de queijo), 139
petisco de grão-de-bico, 138
proteína texturizada de soja (PTS), 136
"quibe" de lentilha, 139
tofu, 134
Aves e pescados, 35
aves, 36
calor seco, 36
calor úmido, 38
cocção em micro-ondas, 38
peixes, 39
calor seco, 39
calor úmido, 40
efeito do marinado na coagulação proteica, 41

B

Bebidas e infusões, 85
bebidas aromatizadas, 87
café, 86
cappuccino, 88
comparação entre chá fresco e chá desidratado, 86
comparação entre diversos tipos de chá, 87
sucos, 88

C

Carnes, 27
amaciamento enzimático de carnes vermelhas, 34
calor seco, 29
calor úmido, 28
carne bovina moída, 31
carne com cobertura, 30
ponto de assado, 33
Cereais, 43
cocção de cereais, 44
gelatinização do amido, 47
Condimentos, 91
comparação de condimentos
com cortes diferentes, 94
picantes, 94
salgados, 95
secos, 92
comparação entre condimentos secos e frescos, 93

D

Dieta
  branda, 107
  líquida
    completa, 112
    restrita, 113
  normal, 106
  pastosa, 109
  semilíquida, líquida-pastosa ou pastosa homogênea, 110

E

Escala hedônica de nove pontos, 11, 13, 19, 27, 35, 43, 49, 57, 63, 73, 79, 85, 91, 97, 105, 115, 123, 133

F

Ficha
  de análise da preparação, 146
  técnica de preparação, 145

G

Grau de doçura entre adoçantes e edulcorantes, 83

H

Hortaliças e frutas, 63
  cocção da batata inglesa, 68
  cocção de frutas, 71
  efeito da oxidação e do branqueamento, 70
  leite com frutas, 70
  sucos/refrescos, 71
  variação
    do método de cocção para diferentes pigmentos, 64
    do pH para diferentes pigmentos, 66

I

Índice de absorção (IA)
  do feijão, 55
  do macarrão, 15
  do óleo, 32
Índice de reidratação, 50, 51

Capítulo 21   221

L

Leguminosas, 49
    calor úmido sob pressão, 50
    feijão-fradinho, 53
    Homus (pasta de grão-de-bico), 55
    preparações com feijão carioca, 54
    soja, 52
Leite(s), 13
    com chocolate em pó, 16
    creme *chantilly*, 16
    creme de forno, 17
    diferentes, 14
    pasteurizado, 15
    preparação do molho branco, 15
    ricota, 15
    substitutos para leites, 18
Listas de compras e procedimentos para preparo das aulas práticas, 147
    adoçantes e edulcorantes, 164
    agentes de crescimento, 159
    alimentação pré-escolar e escolar, 175
    alimentação vegetariana, 178
    aves e pescados, 154
    bebidas e infusões, 165
    carnes, 152
    cereais, 155
    condimentos, 167
    hortaliças e frutas, 161
    leguminosas, 157
    leite, 149
    micro-ondas, 173
    molhos e sopas, 169
    óleos e gorduras, 162
    ovos, 150
    pesos e medidas caseiras, 147
    variação de consistência, 171

M

Micro-ondas, 115
    bolos, 120
    carne bovina, 117
    cereais, 118
    pescado, 116
    vegetais, 119

Molhos e sopas, 97
base
de gordura, 98
de tomate, 100
extrativa, 99
Roux – Molho béchamel, 98
fundos, 101
sopas, 102

O

Óleos e gorduras, 73
emulsões, 74
frituras, 76
Ovos, 19
cocção à pochê, 21
cocote, 24
colorido, 26
como agente espessante, 24
cozidos, 20
formação de espuma, 25
formação do anel verde, 21
fritos, 22
mexidos, 22
mudanças do ovo após postura, 26
omelete, 23

P

Pesos e medidas, 1
fator de correção, fator de cocção, densidade, per capita e porção, 5
fator de correção (Fc) e fator de cocção (Fcy), 5
per capita e porção, 6
comparação entre per capitas e porções em diferentes cardápios, 7
rendimento, 6
peso × medida caseira, 2
padronização de utensílios, 2
medir o volume em mL (usando água), 2

Q

Quatro manipuladores, 3
Quatro métodos de cocção dos ovos mexidos, 23

R

Respostas simplificadas – Seção avaliação e comentários, 181

S

Sugestão de roteiro para elaboração de relatórios das aulas práticas, 143

T

Técnicas de pesagem, 2
  diferença entre manipuladores, 3
  ingredientes líquidos, 3
  ingredientes secos sem nivelar, 3
  ovos, 4

U

Unidades de Alimentação e Nutrição (UAN), 5
Utilização de edulcorantes em bolos, 84

V

Variação de consistência, 106